Haarfein

Geehrter Leser!

Es ist meine Hoffnung, dass dir dieses kleine Buch »HaarFein« ein größeres Verständnis vermittelt, warum du dieses anstelle von jenem tun sollst beim Pflegen der Haut und der Haare. Alles dafür, damit du die schönsten Haare und die feinste Haut bekommst und ein großes Wohlbefinden mit dem, was du im Spiegel siehst.

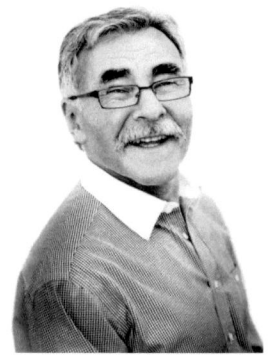

Viel Freude beim Lesen
wünscht

Ulrich Dorwarth

»HaarFein«

Haare – beides, Schmuck und Problem

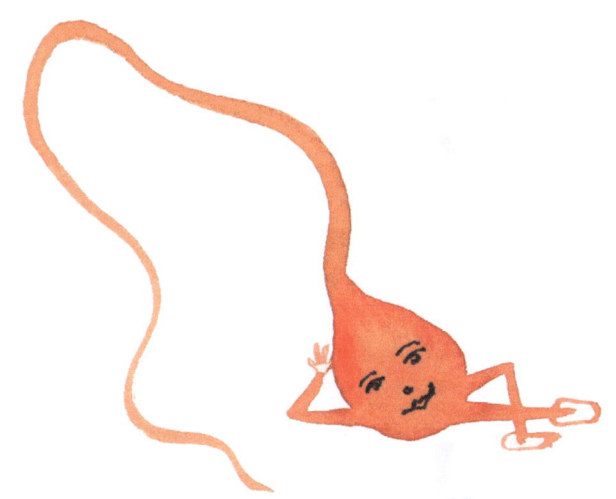

FAKTEN & TIPPS

VON ULRICH DORWARTH

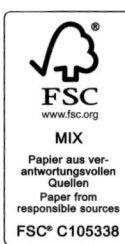

Bibliografische Information der Deutschen Nationalbibliothek:
Die Deutsche Nationalbibliothek verzeichnet diese Publikation
in der Deutschen Nationalbibliografie; detaillierte
bibliografische
Daten sind im Internet über http://dnb.dnb.de abrufbar.

Satz, Umschlaggestaltung, Herstellung und Verlag:
BoD - Books on Demand, Norderstedt

ISBN: 978-3-7519-4196-9

Inhaltsverzeichnis

Haare – beides,
Schmuck und Problem

Haare – Schmuck für den einen, ein Problem
für den anderen. Haare, ein Gewächs mit vielen
Dimensionen.

Haare sind für viele Menschen gleichgestellt mit Aussehen, Identität, Wohlbefinden und Schmuck – nicht so sehr gegen Schutz, Kälte, Wärme, Druck und Schlag.

Unsere Vorfahren (es reicht, wenn man circa zwei Millionen Jahre zurückgeht) hatten sicher mehr Haare am Körper als heute, aber es ist schwer zu glauben, dass die Haare als Schutz gegen Kälte, Wärme, Druck und Schlag gedacht waren, weil der Aufbau der Haare nicht dafür geeignet ist bei uns Menschen.

Die Evolution hat dazu beigetragen, dass der Haarwuchs lichter wurde, mit Ausnahmen für den Haarwuchs am Kopf, Gesicht und Körper, aber auch das ist genetisch bedingt verschieden.

Bei Tieren ist es anders. Die Haare (Pelz) sind bei vielen Tieren mit einer Rohrkonstruktion versehen, die Luft enthält und dadurch die Körperwärme speichern kann und dem Tier einen Schutz gibt bis zu 50 °C minus. Andere Tiere haben verschiedene Längen der Pelzhaare, die auch dichter wachsen im Winter und so die Wärme speichern. Es gibt also verschiedene Konstruktionen, um die Wärme zu halten!

Bei uns Menschen kann das Ausfallen von Haaren zu Identitätsproblemen führen, da sich das Aussehen verändert. Zum

Glück geschieht der Haarausfall nicht auf einmal, sondern etwas hin und wieder, so dass man sich eigentlich daran gewöhnen könnte.

Leichter gesagt als getan, denn hauptsächlich in einem bestimmten Alter ist es von größtem Gewicht, dass alles so bleibt, wie es ist!

Haare als Material waren immer ein Ausdruck für Status! Der Verlust von eigenem Haar wurde in der Vergangenheit durch kunstvolle Perücken ersetzt, je nach Ausführung zeigten sie auch den Status der Menschen wie Richter, Adlige, Könige, Politiker und andere öffentliche Personen.

Das Anwenden von Perücken ist heute noch Brauch in vielen Ländern, hauptsächlich im richterlichen Bereich.

Der Verlust von eigenem Haar ist heute leicht zu ersetzen durch alternative Haare wie zum Beispiel Perücke, Toupet, Haartransplantation, Implantat oder durch Gebrauch von Haarfasern.

Rein physisch gesehen benötigen wir eigentlich keine Haare mehr als Schutz gegen Kälte, Druck und Schlag, wenn es überhaupt was nützt, mit Ausnahme vielleicht gegen Sonnenstrahlen und Wind, doch gibt es heute funktionelle Bekleidung und Kopfbedeckungen, die solche Funktionen übernehmen.

Mit dem Aussehen, Identität, mit mehr ist es doch ganz was anderes und wenn es gar keine Haare mehr gäbe, würde eine Handwerksgruppe (Friseure) arbeitslos werden.

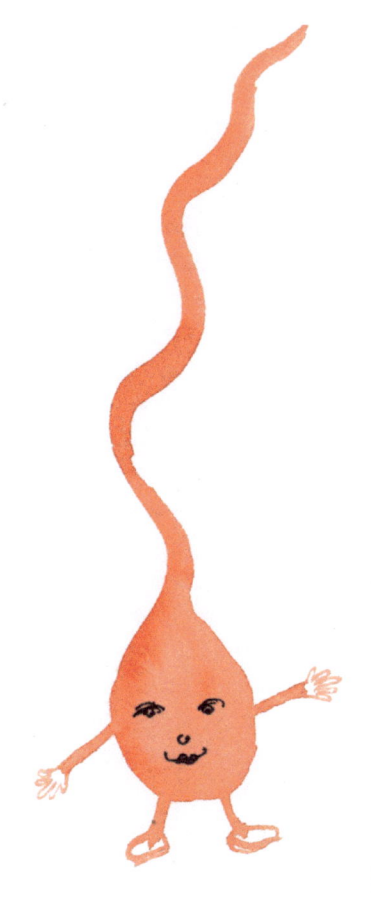

Die verschiedenen Phasen der Haare

Vorwort

Für die beste Pflege der Haare ist es wichtig zu wissen, aus was Haare bestehen und wie sie wachsen.

Die Haare werden schon im Mutterleib gebildet, doch hat das werdende Baby noch nicht dieselben Haare wie beim Heranwachsen, sondern weiche Bindungen aus Keratin, die Lanugohaare benannt werden. Diese kommen in verschiedenen Längen vor, meistens nur einige Millimeter und in einigen Fällen kaum sichtbar für das bloße Auge.

Bei Neugeborenen und später ändern sich die Lanugohaare zu Vellushaaren, die etwas länger werden und sanft behandelt werden sollten.

Peu à peu mischen sich die ersten Terminalhaare mit dazu und diese dominieren dann das ganze Leben (je nach Haarfarbe und Qualität zwischen 90 000 und 150 000).

Der Lebenszyklus der Terminalhaare besteht aus drei Phasen:

1) Die anagene Phase, oder ...
... die Wachstumsphase! Sie dauert zwei bis sieben Jahre (genetisch gesteuert). In dieser Zeit wachsen die Haare ungefähr zehn Millimeter im Monat. Das sind Standardnormen, weil

auch hierbei die Genetik bestimmt. Die Haare können bei einigen schneller wachsen oder weniger und auch eine kürzere – oder – längere Lebensdauer bekommen.

Die Haare wachsen unsynchronisiert, das heißt, sie kommen nicht alle auf einmal und werden dadurch nicht gleichzeitig alt. Gut für uns, denn sonst würden wir nach einigen Jahren eine Zeitlang kahl sein, bis neue Haare nachwachsen.

2) Die katagene Phase, oder …

… die Ausfallsphase! Nachdem die altgewordenen Haare die Haut verlassen (das geschieht zwischen eine bis zwei Wochen und es sind zwischen 100 und 150 Haare täglich), scheint viel weniger da zu sein, doch bleib ruhig, es sind noch genügend Haare übrig, so dass man den kleinen Verlust nur in der Haarbürste sieht oder, bei längeren Haaren, in der Dusche.

3) Die telogene Phase, oder …

… die Ruhephase! Nach dem natürlich kleinen, täglichen Haarausfall geht die Haarwurzel, auch Papille genannt, für fünf bis sechs Wochen in den Ruhestand, um sich vom kontinuierlichen Produzieren von Haaren zu erholen. Danach geht die Produktion wieder los und neue 100 bis 150 Haare erblicken die Welt und wieder andere älter gewordene Haare verlassen die Kopfhaut.

Wenn wir älter werden, kann sich das Bild verändern. Einige Haarzellen ruhen länger oder hören ganz auf, Haare zu produzieren. Geheimratsecken und spärlicher Haarwuchs sind die Folge, Glatze bei Männern, seltener bei Frauen. Das bezieht sich auf die Gene, die wir von unseren Vorfahren bekommen haben!

Die psychologische Bedeutung der Haare

Haare sind eigentlich nicht notwendig, doch sind sie außerordentlich wichtig für viele von uns. Rein biologisch gesehen und aus medizinischem Blickwinkel sind Haare nicht von Bedeutung für unser Überleben, auf der anderen Seite spielen sie eine wichtige Rolle für unser Wohlbefinden, sozial und psychologisch.

Dass Haare viel bedeuten für Frauen und Männer, sieht man bei der Betrachtung, wie viel Zeit und Geld dafür aufgewendet werden.

Bei Männern steht die Angst vor Haarausfall im Vordergrund und mehrere hundert Millionen Männer auf der Welt leiden unter »androgenic alopecia« (erblicher Haarausfall).

Für die meisten Männer fühlt sich der Verlust von Haaren beschwerlich an, doch erhöht sich die Akzeptanz mit steigendem Alter und man passt den Haarschnitt darauf an.

Es kann aber auch bei einigen zu leichten bis schweren psychologischen Störungen kommen, da die gewohnte Identität gestört ist. Es wäre doch gut, wenn alle die eigene Biologie akzeptieren würden.

Im Kampf gegen Kahlheit geben Männer bedeutende Summen für alle möglichen Präparate aus, und das machte man schon vor tausenden von Jahren und nicht nur heute. Schon im alten Ägypten probierten Männer verschiedene Öle und Mixturen, um die Haare zu behalten, oder für das Nachwachsen der verlorenen Haare.

Fakt ist, dass Haare von gleicher Bedeutung waren, früher wie heute!

Ist man unzufrieden mit den Haaren, ist man unzufrieden mit seinem Aussehen, und daher ist das Haar meiner Meinung nach ein psychologisches Thema.

Haare bedeuten viel, nicht nur die auf dem Kopf, sondern am ganzen Körper, bei Männern, aber auch bei Frauen. Haare auf der Brust bei Männern finden einige toll, andere wieder entfernen sie mit Hilfe aller möglichen Produkte.

Manchmal spielt die Mode mit, der einige von uns sklavisch folgen, um »in« zu sein.

Bärte, modern, nicht modern. Haare unter den Achseln, modern, nicht modern, usw.

Frauen entfernen oft die Haare an den Beinen, unter den Achseln, die feinen Gesichtshaare und mehr.

Verschiedene Kulturen haben natürlich ihre eigenen Ideale.

Mit der Ausführung der Frisuren ist es genau dasselbe, vielleicht überwiegend bei Frauen, dass der Wunsch nach Locken aufkommt, wenn man glatte Haare hat, oder umgekehrt.

Es ist erstaunlich, dass Haare so wichtig für uns sind, und faszinierend, worüber wir nachdenken beim ersten Eindruck, wenn wir anderen Menschen mit oder ohne Haare begegnen!

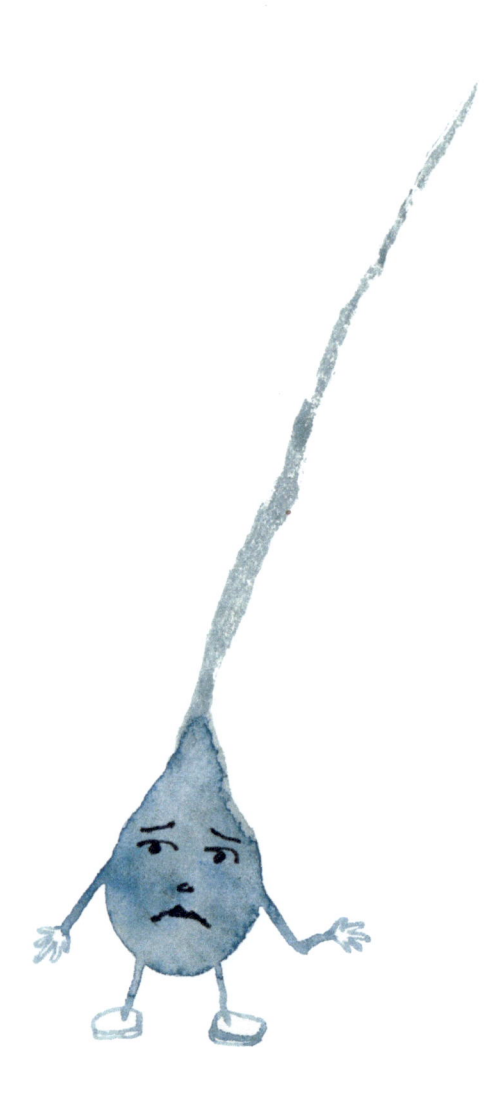

Der Aufbau der Haare

Das Terminalhaar im erwachsenen Alter besteht aus …

… **der Medulla** – die innere Markschicht, aufgebaut aus runden Zellen.**… der Cortex** - eine rindenähnliche Struktur, in der auch die Farbpigmente gelagert sind.

… **die Cuticula** – eine Schuppenschicht aus wenigen bis mehreren Schichten. Je feiner das Haar, umso weniger Schichten, und viel mehr bei kräftigen Haaren.

Sei vorsichtig beim Shampoonieren und Trocknen der Haare, besonders bei feinem Haar. (Nicht frottieren mit dem Handtuch, sondern ausdrücken, da man sonst die äußere Schicht beschädigt).

In der Haut, in der sogenannten Dermis, auch Lederhaut benannt, befinden sich die Haarwurzel, auch als Haarfollikel bekannt (manchmal sagt man Haarzwiebel, weil sie aussieht wie eine Zwiebel) und ein kleiner Zapfen vom Bindegewebe den man Papille nennt und die Mutterzelle ist für das Haar. Diese Zellen brauchen doch die Zusammenarbeit von den Zellen des Haarfollikels, die versehen ist mit einer inneren und äusseren Wurzelscheide deren Zellen auch benötigt werden um ein Haar zu bilden.

Das geschieht in der 13.-15. Schwangerschaftswoche, wo einige bestimmte Zellen von der Oberhaut nach unten in die Dermis wandern und dort die Voraussetzung für die Haarproduktion bilden.

Gleichzeitig entsteht auch der Haarkanal, aus dem das entstandene Haar auswachsen kann. Die Papille wird durch feine Blutadern mit Nahrung versorgt und kann dadurch alles produzieren, was man zum Aufbau eines Haares benötigt, auch das Farbpigment.

Rückt man ein Haar aus det Haut oder geht ein Haar altersbedingt aus, bleibt ein untere Teil der Wurzelscheide in der Haut und produziert zusammen mit der Papille ein neues Haar!

Je länger und kräftiger ein Haar wächst, desto tiefer ist es in der Haut verankert.
Drei Faktoren halten das wachsende Haar in der Haut.

1) **Die Wurzel und die Kraft der Papille.**
2) **Die Schuppenschicht der Haare,** die gleich einem Tannenzapfen mit der Schuppenöffnung nach oben zeigt.
3) **Der Aufbau des Haarkanals.**
Im Haarkanal umschliesst die innere und äussere Wurzelscheide das Haar. Die innere Wurzelscheide die auch mit einer Art von Schuppenschicht behaftet ist, die nach unten zeigt und dadurch in die Schuppenschicht der Haare greift und diese festhält.

Wenn man ein wenig an trockenen Haaren zieht, verhindern die gegeneinander gerichteten Schuppenschichten ein zu frühes Ausziehen.

Es ist daher auch wichtig, dass der Haarboden elastisch ist und die Haut dicht das Haar umschließt.

Mit Gewalt geht doch alles!

Der Haarboden ist, so wie auch die übrige Haut, ein Schutz für den Körper.

Die oberste Schicht – die man sieht und fühlt –, ist die Epidermis, auch Oberhaut benannt, und ist kaum einen Zehntel Millimeter dick. Sie dient als Schutz gegen äußere Einflüsse. Unterhalb der Epidermis befindet sich die Dermis, auch Lederhaut genannt, die wiederum zum Schutz gegen Druck und Schlag dienen soll.

In der Lederhaut befinden sich (wie schon benannt) die

Haarwurzeln/Papillen, die die Bausteine der Haare produzieren. Die Haare, die wir im erwachsenen Alter haben – Terminalhaare – werden, wie erwähnt, zwischen zwei und sieben Jahre alt und sind mehr oder weniger empfindlich, hauptsächlich im feuchten (nassen) Zustand. **Warum ist das so?**

Das Haar wird zusammengehalten durch und aus verschiedenen Arten von Brücken oder, einfacher, Stabilisatoren. Einige von denen werden instabil bei Nässe, doch sind sie wieder stabil, wenn die Haare trocken sind.

Daher soll man die Haare vorsichtig behandeln nach dem Waschen, nicht frottieren und ziehen, sondern das Wasser sanft ausdrücken mit einem Handtuch.

Vor dem Auskämmen immer eine Haarkur oder einem Balsam verwenden und vorsichtig auskämmen, ohne an den Haaren zu ziehen. Beginne an den Spitzen und arbeite zum Haaransatz, um so wenig Widerstand wie möglich zu bekommen. Haarkuren und Balsam mit reinen ätherischen und anderen feinen Ölen dringen tiefer in das Haar und in die Haut und geben einen besseren Schutz gegen innere und äußere Belastungen.

Aus was bestehen Haare?

Haare bestehen aus einem Eiweißmaterial, Keratin genannt – ein Protein, das von spezifischen Zellen produziert wird. Die obere Hautschicht, Epidermis, besteht aus einer ähnlichen Keratinbindung, so wie auch die Nägel.

Das Haar ist ein sogenanntes totes Material, doch ist es äußerst lebend im Produktionsgebiet in der Papille und Haarzwiebel (Haarwurzel)). Da die Wurzel durch feine Kapillaren mit Blut und dadurch auch mit Nahrung versorgt wird, wird das Entstehen der Haare gefördert. Ein wenig oberhalb der Wurzel, immer noch unter der Haut, formt sich das neugebildete Keratin zu einem Haar.

Wie schon benannt, besteht das Haar in der Mitte aus einer Markschicht (Medulla) und nach außen aus einer Haarsubstanz (die Cortex), um mit der Außenschicht oder der Schuppenschicht (Cuticula) abzuschließen. Bei jedem Haar in der Kopfhaut sitzt ein kleiner Muskel, der die Richtung der Haare ändern kann, zum Beispiel, wenn es kalt ist oder man erschreckt wird. Der Muskel zieht sich zusammen und das Haar hebt sich! Auch schlängelt sich ein kleiner Nerv um das Haar und macht das Haar zu einem kleinen Gefühlaktivator! Man spürt es selbst, wenn die Haare leicht berührt werden.

Um geschmeidig und ohne größere Friktion aus der Kopfhaut zu gelangen, sitzt eine Talgdrüse an jedem Haar, dessen Schmiermittel dafür sorgt, dass der Weg glatt ist. Auch gibt der Talg der Haut einen Schutz durch einen gebildeten Säureschutzmantel, der in Symbiose mit den Schweißdrüsen der Haut einen Ph-Wert von 4,5 bis 5,5 gibt und für eine optimale Balance sorgt.

Die Schuppenschicht der Haare besteht bei kräftigen, dickeren Haaren aus wesentlich mehr Lagen Schuppen als bei feinen, dünneren Haaren, und dickere Haare sind deshalb nicht so empfindlich wie feinere, dünnere Haare. Wichtig zu wissen beim Pflegen der Haare.

Man könnte auch glauben, dass ein Besitzer mit kräftigem Haar auch starke Fingernägel hat! Das kann auch sein, ist aber nicht immer so. Dünne, schlecht wachsende Nägel und ein kräftiger Haarwuchs können gleichzeitig vorkommen, und natürlich auch umgekehrt. Mangelhafte Ernährung? Nein, meistens nicht, die Nahrung wird nur verschieden aufgenommen. Da ist wieder die Erbmasse schuld. Man kann versuchen, es zu korrigieren durch Einnahme eines gut zusammengesetzten Haar- und Nagelpräparates.

Haarbrücken, Wachstumsgeschwindigkeit und Schneidetipps

Mit dem vorhergehenden Abschnitt sind einige Teile, die das Haar ausmachen, benannt worden. Es gibt aber bei weitem mehr im Aufbau, wenn man es durch besondere Mikroskope anschaut oder die chemische Zusammensetzung misst.

Das wäre vielleicht für den Chemiker notwendig zu erläutern, doch für uns andere ist das weniger von Bedeutung. Wichtig ist jedoch zu wissen, dass das Haar mit sämtlichen Substanzen mit unterschiedlich aufgebauten Brücken zusammengehalten wird.

Dazu gehören Peptid-, Schwefel-, Salz- und Wasserstoffbrücken.

Diese sind bei der Behandlung des Haares zu berücksichtigen, weil die Peptidbrücken oder Bindungen bei einer zu aggressiven chemischen Behandlung (zum Beispiel beim Bleichen) permanent zerstört werden können.

Man nennt es *chemischer Haarschnitt!* Bei den Schwefel- und Salzbrücken spielt dann wieder die Nachbehandlung beim Färben, Bleichen und bei Dauerwellen eine große Rolle, um die Brücken wieder zu stabilisieren. Der Friseur kennt das doch. Heimbehandlern fehlt es oft an Wissen, wie und warum, darum am besten bleibenlassen.

Auf jeden Fall sind Nachbehandlungen notwendig, eine Haarkur, ein Balsam, die dazu dienen, sämtliche Bindungen stark zu halten.

Da gibt es verschiedene Empfehlungen, ein gut ausgebildeter Friseur gibt Rat.

Wichtig, deshalb nochmals:
Die Wasserstoffbindungen sind bei trockenem Haar stabil, werden flüchtig bei nassem Haar und werden
wieder stabil, wenn die Haare trocknen.
Daher ist es wichtig, beim Behandeln von nassen Haaren vorsichtig vorzugehen, die Haare nicht strecken, beim Auskämmen langer Haare nicht frottieren, sondern mit dem Handtuch ausdrücken.

Bei den gewohnten kosmetischen Produkten zum Stylen der Haare passiert nichts Negatives, außer dass man vielleicht auf irgendetwas reagiert und der Körper dieses Produkt nicht mag.

Es ist immer gut zu wissen, was passiert, wenn man es so oder so macht denn schöne gepflegte Haare zu besitzen stärkt das Selbstvertrauen und gibt Glücksgefühle!

Zu optimal gepflegten Haaren gehört auch der Haarschnitt

Die Haare wachsen ca. 0,3 bis 0,4 Millimeter pro 24 Stunden oder ungefähr einen Zentimeter im Monat. Schneidet man die Haare jeden Monat ein paar Millimeter, verändert sich die gewohnte Frisur kaum, man sieht aus wie immer. Das machen vielleicht die wenigsten von uns, denn oft wartet man länger und auf einmal merkt man eine Veränderung des Aussehens und fühlt sich nicht mehr komfortabel. Oft geht man dann von zu lang zurück an das kürzere und fängt wieder von vorne an.

Ein guter Kompromiss wäre da, die Haare jede fünfte bis sechste Woche zu schneiden, um sich immer gleich wohl zu fühlen.

Wird das Haar schulterlang und soll länger werden, sollte man es schlau anpacken und die Haare alle acht Wochen einen Zentimeter abschneiden, damit die Spitzen nicht gespalten werden, was leicht (bei gewissen Haarqualitäten) passieren kann durch den kontinuierlichen Kontakt mit den Schultern und dem Rücken.

Durch den einen Zentimeter bleiben die Haare in besserer Kondition und werden doch jeden Monat um einen Zentimeter länger. Okay, es braucht ein bisschen mehr Zeit, bis die Haare die gewünschte Länge erreichen, doch bekommt man eine bessere Qualität. Wenn man dagegen die Haare wachsen lässt und sie die gewünschte Länge erreicht haben, könnte es sein, dass die Haare zu den Spitzen bis zehn Zentimeter weit gespalten sind und doch geschnitten werden müssen, um schöne glatte Haare zu bekommen.

Die verschiedenen Haarstrukturen

Gerade oder glatte Haare, gewellte, lockige und krause Haare kennen wir alle, doch gibt es noch eine Art von Haaren, die man Glaswollhaare nennt. Diese Struktur (Ausführung) von Haaren kommt jedoch nicht so oft vor.

Woher kommt das mit den verschiedenen Formen oder Strukturen?

Die Antwort findet man in der Form des Haarkanals, der wiederum von der Erbmasse (den Genen) bestimmt wird.

Bei einem geraden Haar ist der Haarkanal rund, daher wächst das Haar gerade.

Haare mit leichten Wellen haben einen schwach ovalen Haarkanal, und je abgeplatteter er ist, desto lockiger oder krauser wird das Haar. Man sieht das bei unterschiedlichen Völkern am besten, so sind die Haare meistens glatt und gerade bei asiatischen Völkern, doch hat die Globalisierung (Völkerwanderung) dazu beigetragen, dass lockige Strukturen vorkommen und umgekehrt.

Bei den Glaswollhaaren ist der Haarkanal unregelmäßig geformt. Dadurch bekommt das wachsende Haar verschiedene Formen, auch beinahe rechteckig, und das am selben Haar. Die Haare verkapseln sich ineinander, sind auch schwer auszukämmen und bekommen das spezifische Aussehen von – Glaswolle!

Um etwas besser damit zurechtzukommen, braucht man immer Haarkuren, verschiedene Öle und Geduld beim Auskämmen.

Diese Struktur kommt jedoch nicht oft vor!

Die drei gewöhnlichen Haarstrukturen

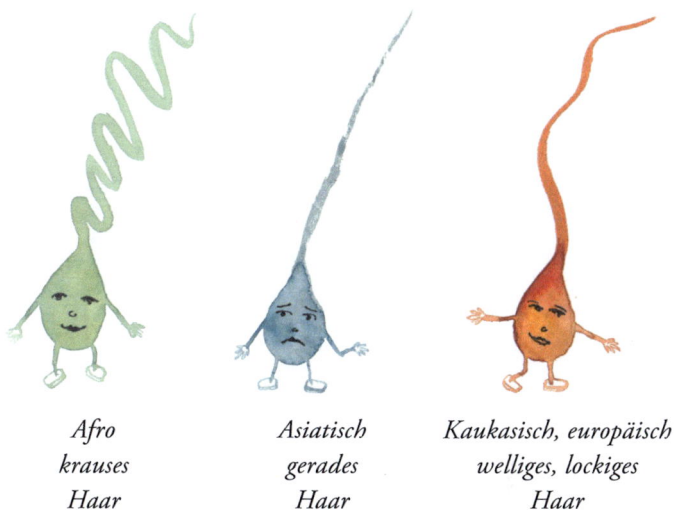

Afro
krauses
Haar

Asiatisch
gerades
Haar

Kaukasisch, europäisch
welliges, lockiges
Haar

Bei Haaren (gilt für alle Typen), wo die Schuppenschicht
nicht richtig geschlossen ist, wirkt der Eindruck etwas
struppig oder porös, dadurch auch glanzlos. In dem Fall
braucht das Haar eine Haarkur mit adstringierender
(zusammenziehender) Wirkung, die die Schuppenschicht
schließt, so dass das Haar das Licht reflektieren kann.
Ferner ist es wichtig, dass die Haare beim Trocknen
ausgedrückt werden mit einem Handtuch und nicht
frottiert (gerubbelt), weil sonst die Schuppenschicht der
Haare beschädigt wird und diese dadurch den Glanz
verlieren! (Das Licht bricht, wird nicht reflektiert)

Das mit dem Trocknen der Haare kommt einige Male vor im Buchtext, weil es von großer Bedeutung ist, dem zu folgen, um schöne gepflegte Haare zu behalten.

Die Richtung der Haare beim Auswachsen wird durch den Haarkanal bestimmt, öfters vom Wirbel nach links vorne, rechts herüber und zurück. Umgekehrt ist es natürlich auch normal, doch habe ich festgestellt, dass links dominiert. Diese Entwicklung geschieht schon beim Embryo im Mutterleib.

Obwohl die Haare nach vorne wachsen, kann man sie zu einer nach hinten gekämmten Frisur formen. Geht das nicht auf einmal, funktioniert es allmählich, denn die Haare bestehen aus einem thermoplastischen Material (Keratin) und das kann man umstrukturieren. Das geht mit Wärme von 75 °C oder einige Zeit mit kontinuierlichem Bürsten der Haare in die gewünschte Richtung.

Mit Wasser geht es auch, manchmal braucht man auch eine gewisse Länge des Haares, um die Kraft der Wachstumsrichtung zu brechen!

Im Notfall gibt es auch Stylingprodukte, Fön und Lockenzange, die die Arbeit übernehmen, um zum gewünschten Resultat zu kommen.

So verändern sich die Haare im Leben

Die ersten Haare, die man als Baby bekommt (*das Lanugohaar*), werden nie länger als 2,7 Zentimeter (Ausnahmen gibt es). Diese fallen aus während des ersten Lebensjahrs, und bevor das neue Haar auswächst, bekommen einige Kinder lichtere Haare für einige Zeit, besonders am Hinterkopf.

In blonden Babyhaaren befindet sich ein Pigment, das Pheomelanin benannt ist, in dunklen Haaren befindet sich das Pigment Eumelanin. Die Haare sind in den ersten Lebensjahren empfindlicher und sollten vorsichtig behandelt werden.

Das Pigment der Haare wird von speziellen Zellen produziert, von sogenannten Melanozyten. Diese Zellen befinden sich in der Papille und in der Wurzel des Haares. Von dort beginnt das Pigment seine Wanderung in die Cortexzellen und zu den Cuticulazellen (Schuppenschicht).

Je mehr Pigment von einer bestimmten Sorte, desto dunkler scheinen die Haare.

Mit 20 Jahren wirkt das Haar am kräftigsten, es wächst mit einer guten Struktur.

Trotzdem können schon ein Prozent der Haarwurzeln die Produktion niederlegen und permanent nicht mehr nachwachsen. Der Prozentsatz erhöht sich beim Älterwerden.

Da spielt das Erbe eine große Rolle, denn die Gene, die man bekommt, steuern den Haarwuchs sowie den Haarverlust. Bei Männern zeigt sich der beginnende Haarausfall mit sich zurückbildender Haarfront, angefangen bei den Geheimratsecken und/oder in dem Wirbelbereich.

Der Haarausfall bei Frauen wird jedoch meisten durch Hormone beeinflusst.

In der Zeit der Wechseljahre (Klimakterium) vermindert sich das Hormon Östrogen und gibt dem männlichen Testosteron die Chance, den Haarwuchs zu stören.

Daher bekommen viele Frauen dünnere und auch weniger Haare.

Alles steuert jedoch die Erbmasse von unseren Vorfahren, bei Frauen wie auch bei Männern.

Das Pigment in den Haaren verändert sich auch im Laufe der Zeit und daher kann man die ersten grauen Haare schon mit 30 bis 40 Jahren entdecken, die dann mehr und mehr zunehmen. Warum das so ist? Die pigmentproduzierenden Zellen legen nach und nach die Produktion nieder, und da, wo früher das Pigment im Haar war, ist nur noch ein Hohlraum oder Luft. Die Art von Pigmenten bestimmen dann auch, wie grau oder weiß die Haare werden.

Fällt es schwer, die natürliche Haarfarbe zu akzeptieren, kann man leicht neue Pigmente hinzuführen durch eine chemische Reaktion mit Haarfarbe und Wasserstoffperoxid oder mit Naturfarben. Diese Farben beeinflussen jedoch nicht die Pigmentzellen und die Haare, die aus der Kopfhaut wachsen, sind grau oder weiß. Wie schon benannt, ist alles eine Frage der Gene, wie und was aus allem wird!

So viele Haare haben wir

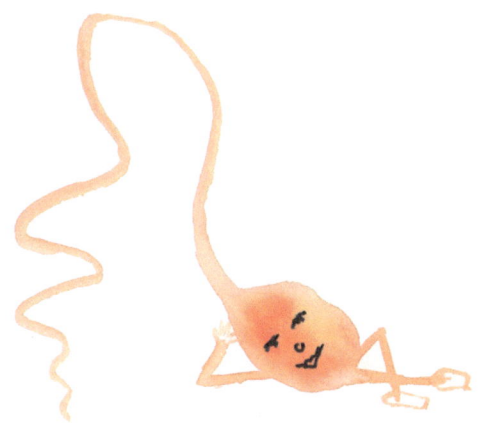

Anzahl Haare und Fakten

Kopfhauthaare blond	circa	150 000
Kopfhauthaare braun	circa	110 000
Kopfhauthaare schwarz	circa	100 000
Kopfhauthaare rötlich	circa	90 000
Körperhaare	circa	25 000
Augenbrauen	circa	600
Wimpern	circa	420

Dichte (Haarmenge) per Quadratzentimeter

Kopf	circa	200–300
Bart	circa	45
Handrücken	circa	18
Männerbrust	circa	9

Diameter (Umfang) in Millimeter

Kopfhaar	circa	0,070
Wimpern	circa	0,070
Bart	circa	0,125
Nackenhaare	circa	0,065

Wachstumsgeschwindigkeit pro 24 Stunden und Lebensdauer

Kopfhaare	circa	0,35 Millimeter pro Tag in zwei bis sieben Jahren
Bart	circa	2,1–3,6 Millimeter pro Tag in zwölf Monaten
Augenbrauen	circa	0,16 Millimeter pro Tag 4–5 Monaten
Handrücken	circa	17 Wochen

Rasieren, Bart- und Hautpflege

Trockenrasur

Für eine komfortable Rasur benötigt man ein wenig Wissen, wie die Barthaare wachsen und was für die Gesichtshaut besser ist, das Trocken- oder Nassrasieren.

Wenn die Barthaare in alle Richtungen wachsen und die Haut auch sensibel (empfindlich) ist, ist es vielleicht besser mit einer Trockenrasur (elektrischer Rasierapparat)! Da gibt es verschiedene Ausführungen von unterschiedlichen Anbietern, und um festzustellen, welcher der angenehmste ist, wäre es am besten, wenn man verschiedene Apparate ausprobieren dürfte für ein paar Tage.

Die Schneideköpfe der Apparate schneiden die Stoppelbarthaare beinahe etwas unter der Haut ab, da durch den leichten Druck gegen die Haut die Haare etwas angehoben werden, bevor sie abgeschnitten werden. Wenn die Haut zurückgeht, fühlt sie sich glatt an. Einige Schneideköpfe vibrieren auch leicht und dadurch wird der Hebeeffekt verstärkt.

Etwas Gesichtsmassage vor der Rasur hilft der Haut, die Barthaare nach oben zu drücken.

Man soll jedoch nie zu fest mit den rotierenden Schneideköpfen auf die Haut drücken, denn dadurch kann es zu Irritationen führen. Am besten erst einen Test unternehmen mit verschiedenen Ausführungen von Apparaten.

Um die Haut so glatt wie möglich zu bekommen, muss man auch gegen die Wachsrichtung der Haare rasieren, und das ist dann das, wodurch die Haut strapaziert werden kann (vorsichtig).

Der Abschluss einer jeden Rasur sollte durch das Auftragen

einer Hautlotion oder Creme geschehen, um Irritation zu vermeiden und um ein wohltuendes Gefühl zu bekommen.

Nassrasur

Hat man sich für die Nassrasur entschieden, geschieht das meistens mit dem Anfeuchten der Haut mit warmem Wasser, Auftragen des Rasierschaumes durch einen Rasierpinsel oder die Finger und dann mit einem Rasiermesser oder Nassrasierer mit bis zu fünf kleineren Klingen mit beweglichem Schneidekopf und Vibration. Wie auch bei der Trockenrasur führt der leichte Druck mit dem Werkzeug auf die Haut zur Anhebung der Barthaare aus der Haut. Dasselbe passiert wie bei der Trockenrasur, gegen den Strich oder die Wachsrichtung der Haare, die Haut kann strapaziert werden (vorsichtig). Nach der Rasur den Rest des Schaumes abwaschen, abtrocknen und mit einer Hautlotion oder Creme abschließen.

Die Luxusvariante der Nassrasur

Dazu braucht man drei Gesichtshandtücher, Bart- oder Hautöl.

Massiere das Öl in die Haut und dadurch in den Bart. Weiche ein Handtuch in beinahe heißem Wasser ein, drücke es aus und lege es auf das Gesicht. (Schließe die Augen). Lege das zweite Handtuch in beinahe heißes Wasser (nicht zu heiß).

Drücke mit den Handflächen auf das Handtuch im Gesicht, genieße die Wärme. Wenn das Tuch abgekühlt ist, nimm es weg und lege das zweite aufs Gesicht.

Massiere den Stoppelbart und die Haut durch das Handtuch ein paar Sekunden. Lege das Tuch wieder in beinahe heißes Wasser und massiere den Rasierschaum in die Stoppeln und Haut. Durch diese Behandlung ist die Haut gut vorbereitet und die Stoppeln sind besser präpariert für eine angenehme Rasur.

Benutze immer ein scharfes Rasiermesser oder eine Rasierklinge für optimalen Komfort.

Nach der Rasur lege das heiße Handtuch ins Gesicht, schließe die Augen.

Nimm das dritte Handtuch und weiche es ein in eiskaltem Wasser.

Lege das Handtuch im Gesicht zur Seite und lege das kalte auf.

Dadurch kommt die Blutzirkulation richtig in Gang und erzeugt ein frisches Gefühl.

Wische den übriggebliebenen Schaum ab und Schließe mit einer Hautlotion oder Creme ab. Fühle dich wie neugeboren.

Statt Rasierschaum geht es auch mit Rasiergel oder Bartöl.

Diese Luxusvariante ist natürlich zeitaufwendig und es ist vielleicht angebracht, sie bei einem Barbier zu bestellen!

Tipps für Bartträger

Ein Bart, unabhängig von der Länge und Breite, verlangt Pflege, um gut zu seinem Träger zu passen. Wenn die Barthaare eine gewisse Länge besitzen, sieht und fühlt man, wie die Barthaare in Wirbeln wachsen und nach allen Richtungen streben. Nach einiger Zeit, wenn die Haare eine gewisse Länge und Gewicht haben, werden die Haare folgsamer.

Es klammern sich auch allerhand Partikel im Bart fest, dadurch ist es notwendig, den Bart ein paarmal in der Woche mit einem Bartshampoo zu waschen und mit Balsam oder Öl zu pflegen. Dadurch werden auch die Haare weicher und dem Juckreiz, der entstehen kann in der Haut, wird vorgebeugt.

Den Bart kann man stylen mit Wachs, Bürste und, hat er eine gewisse Länge erreicht, auch mit Fön, Locken- oder Plattzange, um zu einem persönlichen Look zu kommen.

Heute gibt es eine große Auswahl an Produkten ausschließlich für Bärte und Rasur.

Ein richtig gut ausgebildeter Barbier oder Friseur gibt Rat und Tat für den persönlichen Look (Schnitt und Styling).

Veränderungen

Mit dem Älterwerden verändert sich auch die Haut und dadurch die Wachsrichtung der Barthaare. Das kommt daher, dass die Haut nicht mehr dieselbe Straffung hat und weniger glatt ist. Deshalb kommt der Haarkanal in eine andere Richtung, und schwups, muss man in verschiedenen Richtungen rasieren, um die Bartstoppeln zu entfernen und die Haut glatt zu bekommen.

Das ist übrigens auch zu merken bei den Kopfhauthaaren. Auf einmal sind sie schwerer in die gewohnte Richtung zu bekommen, vorausgesetzt, dass noch Haare da sind.

Die Kopfhaut, der PH-Wert und Wärmebehandlung

In der Kopfhaut befinden sich außer dem Haarkanal auch Schweiß- und Talgdrüsen, die in Symbiose miteinander einen Schutz für die Kopfhaut geben in der Eigenschaft des Säuremantels. Dieser Schutz ist – wie der Name schon sagt – säuerlich, mit einem PH-Wert von 4,5 bis 5,5. Der neutrale PH-Wert ist 7 auf der Skala, alles darüber liegt im alkalischen Bereich. Das mit den verschiedenen PH-Werten benötigt ein kleines Buch, um genau zu erläutern, wie und was, doch einfach erklärt ist es so: Je niedriger der PH-Wert, desto höher der Säuregehalt und umgekehrt. Je höher der PH-Wert, desto höher der Alkaligehalt.

Um es komplizierter zu machen, ist die jeweilige Konzentration der Säuren und Alkalien maßgebend dafür, inwieweit Flüssigkeiten oder Cremes aller möglichen Arten schädlich für die Haut, Haare oder Organe sind.

Für uns Konsumenten ist es weniger von Bedeutung, wie der PH-Wert eines Produktes ist, da nur gewisse Einheiten zugelassen sind bei der Herstellung von Produkten, und im kosmetischen Bereich sind natürlich nur die verträglichen Einheiten zugelassen. Die Haut normalisiert sich auch im Bruchteil einer halben Sekunde auf ihren PH-Wert von 4,5 bis 5,5 zurück. Für den Chemiker ist es jedoch notwendig zu wissen, in welcher Konzentration und auf welcher PH–Skala sich ein Produkt befindet, denn der PH-Wert verändert sich nur wenig beim Verdünnen des Produktes.

Der Schutz für die Haut kann sich jedoch sehr schnell verändern!

Zu viel Sonne, dadurch Brennschaden, starker Wind und Kälte, das sind einige der bösen Buben. Physisches Verschleißen der Haut und Haare sind andere (böse Buben).

Medizin, Krankheiten, extremer Stress und mehr kann den Schutz der Haut verändern.

Mit ausgewählten Produkten für Haut und Haare samt guter Haarpflege werden jedoch die negativen Effekte abgemildert.

Bei äußerlichen Angriffen kann man sich leichter schützen, da man weiß (oder wissen sollte), was sie anstellen können.

Bei Krankheit, Einnahme von Medizin und extremem Stress ist es schwieriger, weil man nicht gleich weiß, wie die Haut und der Körper reagieren.

Mit guter Haut - und Haarpflege wird jedoch viel erreicht, so dass es so komfortabel wie möglich wird.

Schuld am physischen Verschleiß bei Haut und Haaren sind zuerst zu heiße Luft von Haartrocknern oder Wärmezangen aller Kategorien. Bei zu starker Wärme kann es zu Brennschaden kommen auf der Haut, Schweiß- und Talgdrüsen arbeiten auf Hochdruck, um die Haut und Haare vor dem Austrocknen zu schützen. Die Folge ist, dass die Kopfhaut fetter wird und das wiederum dazu führt, dass es zu einem Ungleichgewicht in der Haut kommt und die notwendige Feuchtigkeitsproduktion gehemmt wird. Es kann auch zu einer erhöhten Schuppenbildung kommen, sowie zu Juckreiz.

Bei Verbrennungsschäden dauert es oft mehrere Wochen, bis sich die Haut erholt hat.

Tipps: Nie mit wärmeproduzierenden Geräten zu nahe an die Kopfhaut gehen und bei Haartrocknern heißen Luftstrom meiden. (*Wie beim Autofahren – Abstand halten.*)

Bei zu viel Wärme (über 90 °C und mehr) öffnet sich auch die Schuppenschicht der Haare und die Stylingprodukte im Haar verdampfen. Das Haar sieht glanzlos aus, da das Licht durch die geöffnete Schuppenschicht nicht reflektiert wird. Glatte Haare widerspiegeln das Licht und sehen frisch aus.

Denke daran! Haare bestehen aus einem Eiweißmaterial (Keratin) und sind thermoplastisch, das heißt, dass sie umformbar sind bei einer Temperatur ab 75 °C.

Wenn man Rücksicht nimmt auf die Feuchtigkeit im Haar nach dem Shampoonieren beim Stylen mit einer Fönlotion oder einem Mousse, reicht eine Wärme von 80 bis 90 °C für ein schonendes Trocknen und Stylen des Haares, ohne die Haut zu belasten.

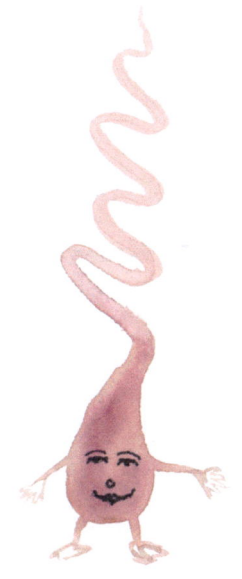

Die Wahl der Produkte

Die Seiten in den vergangenen Abschnitten haben ein Bild gegeben über den Aufbau und die Struktur der Haare, auch ein wenig über den Haarboden. Dieser sowie das Haar benötigen exzellente Pflege, um dem Haar eine gesunde, gute Unterlage zum Wachsen zu geben. Man kann es mit einer sehr guten Zusammensetzung der Erde vergleichen, um das Beste zu geben für Pflanzen, Blumen und Gemüse. Daher sollte man die Haarpflegeprodukte mit großer Fürsorge wählen und auch gebrauchen.

Was benötigt man für beide, Mann und Frau?

Beide benötigen ein für Haar und Kopfhaut passendes Shampoo und Haarkur!

Rat dafür bekommt man von einem gut ausgebildeten Friseur, Apotheker, Kosmetiker oder Dermatologen.

(Warum kann man nicht nur einen Typ von Shampoo und Kur benutzen? Das geht, doch ist es nicht optimal, wenn man die schönsten Haare und einen komfortablen Haarboden besitzen will, denn es ist ein Unterschied an Zutaten bei zum Beispiel trockenen oder fetten Haaren, dito Kopfhaut, dauergewelltes Haar oder gefärbtes, gebleichtes und so weiter. Auch spielt die Witterung eine Rolle.)

Für einen Haarboden mit Juckreiz, Schuppen oder anderen Hautproblemen ist ein mildes Shampoo mit antibakterieller Wirkung und Feuchtigkeitsfaktor sicher passend. Das gilt auch für die Wahl der Haarkur.

Ein zweites Beispiel ist: Bei einer Tendenz zu trockenen Haaren und Kopfhaut wäre es verkehrt, Produkte anzuwenden, die eine Zusammensetzung besitzen, die alles noch trockener macht. Moisture (Feuchtigkeit) ist eines von den Zauberwörtern, Vitamine, Minerale und echte ätherische Öle sind andere, um eine gute Atmosphäre zu schaffen für Haar und Kopfhaut.

Dasselbe gilt auch für fettige Haare und Kopfhaut, denn die Haut braucht Feuchtigkeit, um die Fett - und Schweißdrüsen in der Haut zu normalisieren und um einen stabilen Säuremantel (Schutz) beizubehalten.

Da solche Produkte hochwertige Zutaten besitzen, erfordern sie auch eine höhere Preislage. Das hat auch mit Wissen zu tun, was zu was am besten passt oder genau das Richtige ist für bestimmte Lösungen, um eine optimale komfortable Atmosphäre zu schaffen und beizubehalten. Auch benötigt es ein gewisses Verständnis, wie man die ausgewählte Produktpalette anwendet.

Oft nimmt man viel zu viel, und das ist auch nicht gerade zum Vorteil für Haar, Haut und Milieu trotz bester Qualität der Produkte, denn man braucht länger beim Ab- und Ausspülen des Schaumes und laugt Haar und Kopfhaut aus. Ein anderer Aspekt ist, dass an den Ausgaben gespart werden kann, wenn man richtig dosiert. Mein Rat ist: lieber wenig Menge als zu viel. Probiere selbst mit weniger, und wenn's nicht reichen sollte, ein bisschen mehr.

Meistens gibt das Wasser, mit dem eine ganz kleine Menge Shampoo in den Haaren aufgeschäumt wird, genügend Schaum, um die Haare und die Kopfhaut sauber zu bekommen.

Haarkur, Packung, Balsam, es gibt sicher noch andere Namen dafür, sind notwendig für die optimale Haarpflege. Sie geben dem Haar wichtige Aufbaustoffe zurück, die etwas abgebaut werden durch Sonne, Wind und Wetter!

Auch bei endokrinen Problemen (bei innerlichen Ungleichgewichten) geben sie Haar und Haut gute Pflege. Nur ist es natürlich besser, die Ursache der Probleme zu behandeln.

Die Ernährung spielt auch eine große Rolle dabei, in welchem Zustand Haar und Haut sich befinden, gesunde Ernährung ist vorzuziehen.

Die Gesundheit kommt von innen!

Nach Bleichen, Färben, Dauerwellen ist es besonders wichtig, mit Haarkuren die Struktur der Haare stabil zu machen und der Farbe den frischen Ton zu erhalten, so lange es geht.

Balsam wird oft nur als ein Hilfsmittel zum Auskämmen benannt, kann aber auch als Kur funktionieren, wenn die Zutaten stimmen.

Es gibt heute vollwertige Haarkuren und Balsame, die in Sekundenschnelle die optimale Wirkung erreichen und dadurch auch Zeit sparen. Einige Balsame und Haarkuren kann man sogar im Haar lassen, ohne die Haare zu belasten. Das gibt auch einen guten Schutz für die Kopfhaut.

Was, wie und warum erklären gut ausgebildete Fachkräfte im kosmetischen Bereich.

Mein bester Tipp für eine gute Haarpflege

Ich bekomme hin und wieder die Frage, wie oft man die Haare waschen soll. Es gibt da verschiedene Weisheiten, und alle sind sie wahr. Einige sind »nicht so oft«, andere »zweimal in der Woche, sonst trocknen die Haare und die Kopfhaut aus«, andere wieder » gar nicht mit sogenannten Shampoos, sondern nur mit Wasser oder Trockenshampoo« usw.

Jeder soll natürlich mit seiner Auffassung selig werden, doch wenn man heute die Inhalte der Qualitätsprodukte anschaut, so enthalten sie Feuchtigkeit, ätherische Öle und Vitamine, womit man ohne weiteres die Haare und die Haut täglich waschen und sich danach wohlfühlen kann.

In den Haaren sammeln sich auch Gerüche wie Grill- oder Kochgerüche und natürlich auch die Partikel, die sich in der Luft befinden und die Haare sowie die Haut belasten. Eine tägliche Haarwäsche befreit dich und deine Mitmenschen von unerwünschten Düften und Stoffen!

Vor dem Shampoonieren von schulterlangen Haaren und längeren benutze eine Bürste oder einen Kamm, der zum Auskämmen geeignet ist. Bei Bürsten ist am besten eine sogenannte Paddelbürste mit acht bis zehn Reihen abgerundeter Borsten aus hartem Holz auf einer Gummiplatte oder mit Wildschweinborsten dito!

Bei der Wahl eines Kammes sollte dieser groß sein mit breit auseinandersitzenden Zähnen.

Beginne unten an den Haarspitzen und arbeite Abschnitt für Abschnitt ohne groß an den Haaren zu ziehen, nach oben zur Kopfhaut zu. Halte dabei mit einer Hand (jedes Mal über dem Abschnitt) die Haare gesammelt fest, damit diese nicht zu sehr gestreckt werden. Also nicht mit Gewalt arbeiten, denn sonst könnten, bei Knoten im Haar, Brüche in der Schuppenschicht entstehen, und das ist nicht gut für eine gesunde Struktur des Haares.

Leiste dir danach eine leichte Kopfhautmassage, indem du mit den Fingerspitzen auf der Kopfhaut diese für einige Sekunden hin und her schiebst.

Das bereitet die Haut für das Shampoonieren vor und erzeugt gleichzeitig ein wohltuendes Gefühl.

Feuchte die Haare an und massiere eine kleine Menge des

ausgewählten Shampoos in Haar und Kopfhaut. Schäume auf mit etwas mehr Wasser, wenn notwendig.

Massiere den Schaum in die Haare rund um den Kopf, nimm dir Zeit und genieße es!

Danach gut ausspülen und das Wasser im Haar mit einem Handtuch ausdrücken.

Bitte nicht frottieren (rubbeln), denn das Haar ist empfindlich im feuchten Zustand.

Was passiert? Bei feuchtem Haar öffnet sich die Schuppenschicht, und frottiert man da die Haare, reißt der Stoff des Handtuches einen Teil der Schuppen ab.

Normalerweise reicht es, nur einmal zu shampoonieren, doch sollte man – bei Betonstaub im Haar, Zellulosestaub oder anderen Arbeiten, wo es viel staubt – die Haare zweimal waschen.

Danach wieder vorsichtig auskämmen, und bevor das Haar trocknet, dieses mit einer

Haarkur oder Balsam behandeln. Bei noch etwas feuchten Haaren ist die Schuppenschicht geöffnet und die Kur oder der Balsam dringt tiefer in die Haare ein. Es kommt dabei natürlich auch auf den Inhalt der Produkte an.

Kuren und Balsam mit ätherischen Ölen, Vitaminen und Mineralien sind sehr gut geeignet für eine tiefere Interpretation und dadurch bestens geeignet für die optimale Haarpflege.

Gibt man Haarkuren und Balsam in sehr nasse Haare, werden die Produkte verdünnt und erzielen nicht die vollwertige Pflegewirkung, doch als Hilfe beim Auskämmen tun sie ihre Pflicht.

Die Anwendungsmöglichkeiten bei Kuren und Balsam mit ätherischen Ölen sind umfassend, von Tiefenpflege bis nur zur Hilfe beim Auskämmen und zum Schutz von äußeren Belastungen durch Wind, Sonne, Friktion und mehr.

Bei gut abgestimmter Menge (für die aktuellen Haarmengeund Haarlänge) an Kur oder Balsam kann man diese im Haar und auf der Kopfhaut lassen (nicht ausspülen).

Die Haare werden gut versorgt und die Kopfhaut bekommt Feuchtigkeit, die zu einem guten Säureschutzmantel und Wohlbefinden beiträgt. Zur optimalen Pflege des Haares gehört die kontinuierliche Anwendung von (für die jeweilige Haarstruktur) angepassten Produkten. Das heißt, man soll sie jedes Mal bei und nach dem Haarewaschen verwenden. Natürlich sollte man nicht zu lange warten zwischen den Pflegevorgängen, je öfter, desto besser, denn die Produkte, die in unserer Zeit hergestellt werden, belasten nicht Haare und Kopfhaut, im Gegenteil, sie geben Schutz!

Wie schon benannt, ist es natürlich auch wichtig, dass beim Stylen der Haare kein zu heißer Luftstrahl auf das Haar und auf die Kopfhaut kommt, denn das kann zu Brennschaden auf der Haut und im Haar zu Strukturschaden führen. Geh nie zu nahe an das Haar mit dem Haartrockner, 12 bis 15 Zentimeter und maximal 90 bis 95 °C.

Beim Stylen mit einem Haartrockner, Locken- oder Plattzange sollte man eine Stylinglotion benutzen, die mindestens bis 200 °C schützt, um sicher zu sein.

Beim Stylen ohne oder nur mit wenig Wärme genügen gewöhnliche Stylinglotions, Mousse, Wachs oder Gel.

Beim Benutzen von Mousse, Wachs oder Gel ist darauf zu achten, dass diese nicht in die Kopfhaut einmassiert werden, weil sie da die Poren zustopfen und die notwendige Transpiration blockieren. Die Haut muss atmen, so dass die Schweiß- und Talgdrüsen gut ihre Arbeit machen können.

Die Haut muss elastisch bleiben, um dicht den Haarkanal zu umschließen, damit keine unerwünschten Partikel in denselben gelangen.

Weil das Haar außerhalb der Haut ein so genanntes totes Material ist, belasten die Stylingprodukte, die nur im Haar sind, nicht die Funktion der Haut.

Das Pflegen und Stylen der Haare braucht Zeit, die man sich geben soll, doch ist die Zeit der größte Gegner für ein gepflegtes Haar und eine gesunde Kopfhaut.

Gut gepflegte Haare und Kopfhaut schenken ein Wohlgefühl zu deiner Freude und der deiner Mitmenschen.

Das Reinigen der Haare ohne Shampoo

Beginne mit derselben Prozedur wie vor jeder Haarwäsche, mit dem Ausbürsten der Haare, am besten mit einer für diese Zwecke geeigneten Haarbürste (Typ Paddelbürste –mit neun bis zehn Reihen oder Kamm!)

Fange bei langen Haaren an den Spitzen an und arbeite weiter hoch zum Ansatz.

Dadurch werden die Haare schonend durchgebürstet oder gekämmt ohne größere Knotenbildung, was leichter passiert, wenn man die Haare auf einmal vom Ansatz an der Kopfhaut zu den Spitzen bürstet oder kämmt. Da können sich (bei gewissen Haartypen) die Haare verfilzen, und durch das Ziehen an den Haaren kann die Haarstruktur leiden und eine kleinere Katastrophe ist Faktum.

Die Schuppenschicht der Haare wird beim kräftigen Ziehen an den Haaren früher oder später auseinandergezogen. Dadurch können sich die Haare leichter ineinander verfilzen und das Auskämmen wird immer schwieriger.

Die Haarqualität spielt natürlich auch eine Rolle, doch sollte man immer vorsichtig vorgehen, um schöne, glatte Haare zu behalten.

Nach dem sanften Auskämmen massiere die Kopfhaut leicht mit den Fingerspitzen.

Das gibt dir und der Haut ein entspanntes Gefühl und bereitet die Haut besser auf die kommende Behandlung vor. Feuchte die Haare mit warmem Wasser an und verteile eine angepasste Menge Haarkur oder Balsam, die auch ätherische Öle enthalten, (wichtig für die Tiefenwirkung), auf die Haare und Kopfhaut. Massiere die Kur oder den Balsam in den Haarboden und verteile den Rest ins Haar. Steht man in der Dusche, kann man während der Einwirkungszeit den Körper mit einer Duschlotion pflegen und dann alles zusammen aus- und abwaschen. Die Haare sanft mit einem Handtuch ausdrücken. **Wie immer!** Nicht frottieren, da die Haarstruktur im nassen Zustand empfindlich ist.

Dieses Haarwaschen ohne Shampoo ist angenehm, es geht auch schneller, die Haare sowie die Kopfhaut werden gereinigt und gleichzeitig gepflegt. Das Auskämmen der Haare wird auch leichter, da die Schuppenschicht im Haar geschlossen bleibt, Kamm und Bürste gleiten leichter durchs Haar.

Bei langen Haaren trotzdem immer an den Spitzen anfangen und dann der Kopfhaut zu!

Die Ausnahme wäre, wenn zu viele Stylingprodukte wie Wachs und Gel im Haar sind, da ist die konventionelle Methode angebracht – mit Shampoo!

Nicht vergessen: Beim Trocknen der Haare mit einem Fön denk dran, dass Wärme über 90°C Haare und Kopfhaut strapaziert. Auch sollte man eine Schutzlotion mit einer hypophilen (eindringenden) Eigenschaft verwenden, die tief in die Haare dringt, um das Haar zu schützen und die Frisur haltbarer zu machen.

Mousse, das dieselbe Eigenschaft hat, geht natürlich auch.

Lässt man das Haar selbst trocknen, reicht es mit dem Balsam- oder Kureffekt, doch lässt sich das Haar mit Stylingprodukten haltbarer formen und es gibt einen besseren Schutz gegen Wind und Wetter, samt Schadstoffen, die sich in der Luft befinden.

Wichtig bei der Wahl an Stylingprodukten, das gilt übrigens für alle Produkte, ist, dass sie umweltfreundlich sind und schonend für unseren Körper.

Bei feinen, dünnen Haaren mit einer bestimmten Struktur kann das Haar etwas struppig wirken. Das kann daher kommen, dass die Haare, die nachwachsen, verschiedene Längen haben und die Haarspitzen davon aus der ganzen Haarlänge hervorschauen. Das kommt weniger vor bei kräftigen, dickeren Haaren, da diese schwerer sind und sich den anderen Längen anschmiegen. Es gibt jedoch Ausnahmen!

Ein Gedanke dazu: Wenn die Haare von feiner Struktur sind oder strukturgeschädigt, sollte man ein leicht wirkendes Haarspray benutzen, und in geringer Menge. Ein zu kräftiges Spray macht die Haare schwer und die Frisur fällt zusammen. Auch können sich die Haare verkleben und sind schwerer auszubürsten, mit der Folge, dass es zu Belastungsschaden kommen kann.

Smarttipps bei langen Haaren vor dem Schlafengehen

Vorsichtig die Haare ausbürsten (von den Spitzen zur Kopfhaut). Dann die Haare vom Ansatz nach oben bürsten oder kämmen und zu einer Rolle formen. Die Rolle mit einem Haarband, einer Haarklammer oder mindestens fingerdickem Gummiband zusammenhalten.

(Obacht! *Dünne Gummibänder können Brüche in der Haarstruktur verursachen.)*

Dadurch liegt man auf der Unterseite der Haare und schützt die Struktur an der Oberseite vor Friktion. Ein Haarnetz ist natürlich auch eine Alternative!

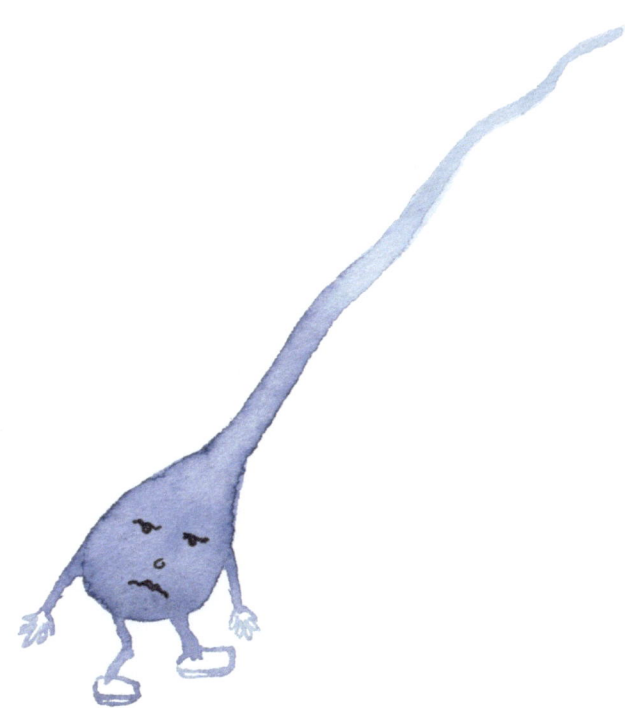

Schuppen, Irritation der Kopfhaut und andere Kopfhautprobleme

Bei Problemen mit der Kopfhaut, zum Beispiel Juckreiz, Schuppen, Exzem, Psoriasis, Seborrhö und mehr, kann die gewöhnliche Rutine mit Shampoonieren und Behandlungen eine Pause benötigen, denn die Behandlung gegen Probleme hat Vorrang.

Probleme verschiedener Art benötigen fortlaufende Pflege mit den empfohlenen Produkten, nach den Verordnungen des Ratgebers.

Je nach Problem kann es dadurch täglich zur Behandlung der Kopfhaut kommen, und zwar so lange, bis das Problem gelöst ist. Danach **nicht** zurück zu den gewohnten Produkten greifen, da diese nachweislich nicht geholfen haben zu einem gesunden Haarboden.

Leider ist man vielleicht etwas bequem oder konservativ und hat seine Traditionen, man nimmt das Gewöhnliche, obwohl das vielleicht ganz verkehrt war.

Exempel:

Bei Schuppen (Pytiriasis capitis) wird oft ein Schuppenshampoo benutzt, nicht ein- oder zweimal im Monat, sondern jedes Mal oder jeden Tag.

In Shampoos gegen Schuppen sind Mittel enthalten, die Pilze reduzieren und sie langsam abbauen.

Eigentlich sind Schuppen die Ursache einer natürlichen Erneuerung der Haut, doch sollte dieses durch einen normalen, nicht sichtbaren Abgang geschehen.

Dafür braucht die Haut unter anderem Feuchtigkeit. Durch ein Ungleichgewicht in der Haut bilden sich Pilze, die sich mit der oberen Hautschicht vereinen und bewirken, dass die Schuppen im Haarboden oder sogar auf den Kleidern zu sehen sind.

Diese Micropilze sind von der Sorte Hefepilze, **pitrosporus ovale** genannt, und ein anderer Pilz mit Namen **pytiriasis simplex.** Das nur nebenbei, vielleicht interessant zu wissen!

Normalerweise, durch richtige Behandlung, verschwinden die Pilze nach ein bis zwei Monaten. Man braucht also nicht Jahr für Jahr ein Schuppenshampoo zu benutzen, um schuppenfrei zu sein, sondern ein mildes Shampoo und ein Balsam (oder Kur) mit Feuchtigkeit würden ausreichen, um dem Pilz die Stirn zu bieten.

Die Haut braucht Feuchtigkeit, Vitamine und Mineralien!

Seborrhö

Wenn die Schuppen sich zu sehr ausbreiten und die Pilze sich mit dem Talgdrüsensekret verbinden, spricht man von einer Seborrhö, mit Irritation und Juckreiz auf der Kopfhaut. Auf der Kopfhaut bildet sich eine Schicht aus alten Hautablagerungen, und schabt man etwas von der Schicht weg, folgt oft ein Teil Haare mit und die Haut ist etwas rötlich darunter. Da benötigt man oft eine medizinische Behandlung und Vorsicht bei der Ausführung der Behandlung, damit die Haare nicht mit der Schicht mitfolgen.

Suche fachmännische Hilfe durch einen Hautarzt (Dermatologe).

Psoriasis (Schuppenflechte)

Die Symptome sehen aus wie bei einer Seborrhö, doch liegen die Hautablagerungen tiefer, oft auch mit blankem Schimmer, und können wehtun. Der ganze Körper kann stellenweise mehr oder weniger davon betroffen werden.

Es gibt jedoch gute Behandlungsmethoden mit gutem Heilungsresultat!

Wenn Psoriasis konstatiert wird, ist man bei einem Hautarzt in guten Händen.

Ekzem

Das kann durch eine allergische Reaktion, durch einen bestimmten Duft oder ein Mittel um und an uns ausgelöst werden und macht sich bemerkbar als trockene, juckende, manchmal auch etwas rötliche Haut stellenweise am Körper. Im schlimmeren Fall bekommt man auch etwas feuchte Aussonderungen an den Stellen. Oft reagiert der Körper mit seinen Sensoren auf dieselbe Ursache, auch wenn das Ekzem erfolgreich behandelt wurde. Kommt man in die Nähe des Auslösers, was immer das ist, erinnert sich die Haut und man kann wieder ein Ekzem bekommen. Da ist es besser, dass man sich selber erinnert, was es war, und nicht mit demselben in Kontakt kommt. Ein Spezialist (Dermatologe) findet sicher die Ursache und gibt Hilfe!

Infektionen

Bakterien können in die Haut eindringen und Schmerzen verursachen, so wie zum Beispiel *Impetigo* – eine bakterielle Infektion – oder *Ringwurm*. Beide verursachen Juckreiz und Rötungen. Diese Probleme können auch beim Ausfall der Haare mitwirken,
Behandlung durch einen Hautarzt ist notwendig.

Es gibt verschiedene andere Krankheiten, doch bei allen ist es ein absolutes Muss, sich von einem Hautarzt behandeln zu lassen.

Was die Auslöser sind für die verschiedenen Hautkrankheiten, ist manchmal schwierig zu diagnostizieren. Es kann das Immunsystem sein, welches in Ungleichgewicht kommt. Falsche Kost, Stress, die Erbmasse und mehr. Das Milieu hat sicher auch einen Finger mit im Spiel!

Was immer auch die Ursachen aller Hautprobleme sind, beginne direkt, diese zu finden, mit Hilfe von Experten wie Hautärzten (Dermatologen), und zu behandeln.
Es kann schnell gehen, die Probleme zu lösen, es kann aber auch dauern. Sei neugierig und spare nicht an der Qualität, es lohnt sich für ein harmonisches Wohlgefühl durch einen gesunden Haarboden, eine gesunde Haut und schöne gepflegte Haare.
Kann man Wissen und Produkte in vorbeugender Weise benutzen, hast du viel gewonnen. Vielleicht bekommst du nie Probleme, und wenn, weißt du, was zu machen ist.

Etwas über unsere Haut

Die Haut ist das größte Organ des Körpers und wiegt bei einem erwachsenen Menschen ungefähr
17,5 bis 18 kg, hat einen Umfang von zwei bis vier und mehr Quadratmeter und ist zwischen 1,5 und 3 Millimeter dick.
Männer haben etwas dickere Haut als Frauen!
Sie besteht aus verschiedenen Schichten, die jeweils eigene Funktionen besitzen, doch gemeinsam uns beschützen vor Wärme, Kälte, Druck und Schlag.
Die obere Lage der Haut nennt man die Epidermis oder Oberhaut, die ständig erneuert wird von der unterliegenden Schicht der Hornhaut (Dauer der Erneuerung ungefähr 28 Tage). Unter dieser wiederum befindet sich die Unterhaut (Dermis) mit allen Schichten, wo sich auch die Haarzellen, Fett- und Schweißdrüsen befinden.
Die Haut ist auch von psychologischer Bedeutung, denn mit einer schönen Haut fühlt man sich wohl und begeistert seine Mitmenschen.
Ein fantastisches Organ ist die Haut, denn sie ist wasserdicht, doch ist sie optimal geeignet für den Stoffwechsel. Sie kann transpirieren, atmen, Wärme regulieren und sie verhindert, dass schädliche Partikel und Moleküle von Produktinhaltsstoffen in die Haut dringen.

Weil sich die Haut ständig erneuert, verlassen die losen oberen Hautzellen (auch Schuppen genannt) dieselbe, um der neu gebildeten Haut Platz zu geben. Jedes Mal beim Waschen, Duschen, Baden und beim Kleiderwechseln folgen Hautschuppen mit.

Das geschieht meistens, ohne große Spuren zu hinterlassen, mit Ausnahme von sehr trockener Haut – oder bei Hautkrankheiten in verschiedener Art. *Die abgestoßene Haut einer normalen Lebenszeit hat ein Gewicht von ungefähr 54 kg (Normalgewicht).*

Wie schon gesagt, funktioniert die Haut mit ihrem Säureschutzmantel als Schutzpatron für den Körper. Kommt sie jedoch mit sehr starken Alkalien oder Säuren in Kontakt, kann es zu unangenehmen Folgen kommen. Ekzeme, Allergien, Wunden können entstehen und plötzlich ist der Schutz für den Körper in Gefahr. Mit schwachen Alkalien und Säuren hat die Haut weniger Probleme, da sie ihren eigenen PH Wert innerhalb einer halben Sekunde zurückbekommt. Eine fantastische Eigenschaft!

Es ist jedoch wichtig, dass man seine Haut liebevoll pflegt mit Produkten, die den Jahreszeiten und natürlich dem Hauttyp angepasst sind, und bist du selbst nicht richtig sicher bei der Wahl der kosmetischen Produkte, lasse dich gerne von Experten beraten. *Die Haut wird es dir danken!*

Das Innere und Äußere jedes Menschen sind in Symbiose miteinander, so dass gewisse Krankheiten sogar im Gesicht, auf der Haut und in den Haaren gelesen werden können!

Natur und Chemie

In der heutigen Zeit sind es Naturprodukte, die gefragt sind, genauer Produkte, die durch die Verarbeitung von zum Beispiel Pflanzen, Wurzeln, Früchten, Beeren und mehr hergestellt werden. Auch sind gewisse tierische Sekrete in kosmetischen Produkten zu finden.

Extrakte von Orange, Zitrone, Blaubeeren, Hagebutten, Zitronenmelisse, Manukahonig sind nur einige von tausenden Sorten, die Anwendung finden bei der Herstellung von qualitativ hochwertiger Kosmetik bei Shampoos, Haarkuren, Duschgel, Schminke und Hautcremes und mehr.

Viele Gewächse, Früchte und Beeren enthalten wirksame Zutaten mit speziellen Eigenschaften, die benötigt werden, um spezifischen Problemen zu begegnen.

Beispiel 1: Trockene Haut braucht Feuchtigkeit, also fügt man dem Produkt dafür feuchtigkeitsspendende Extrakte zu.

Beispiel 2: Die Haut ist unrein, schuppig und juckt. Dagegen benötigt man ein antibakteriell wirkendes Extrakt im empfohlenen Produkt, zum Beispiel vom Teebaum, Eukalyptus, Zimt und Niaouli.

Diese wirksamen Extrakte von Naturprodukten nennt man ätherische Öle oder essentielle Öle, auch die Seele der Pflanze oder Früchte. Diese Öle geben die spezifischen Eigenschaften der Pflanzen und Früchte wieder und werden dadurch auch als Heilmittel verwendet.

Beispiele: Ätherische Öle

Geranien-Öl

Man braucht ungefähr 500 kg von den Blättern der Rosengeranie, um einen Liter reines ätherisches Öl zu gewinnen. Das geschieht durch Wasserdampfdestillation.
Wirkung: zellerneuernd, entspannend, revitalisierend
Anwendungsbereich: bei sensibler Kopfhaut, Wunden, Erkältungen, Zyklusschwankungen, Cellulite

Grapefruit-Öl

Einen Liter reines ätherisches Öl bekommt man durch Kaltpressung der Fruchtschalen von 200 bis 300 kg Grapefruits.
Wirkung: tonisierend, entgiftend, straffend, vitalisierend, geistig aufbauend
Anwendungsbereich: bei Haar- und Hautkosmetik, Anregung der Lymphe, fördert die Durchblutung, ist gegen Lustlosigkeit

Niaouli-Öl

Reines ätherisches Öl, wird durch Wasserdampfdestillation von 50 kg junger Blätter und junger Zweige der Pflanze gewonnen.
Wirkung: stark antiseptisch, feuchtigkeitsspendend, das Immunsystem stärkend
Anwendungsbereich: Haar und Hautprobleme, gewebestraffend, Erkältung und Grippe

Teebaumöl

Wasserdampfdestillation der Blätter. 50 kg ergeben einen Liter reines ätherisches Öl.

Wirkung: keimtötend, entgiftend, tonisierend, heilend, reinigend, stimulierend, nährend

Anwendungsbereich: Wahrer Tausendsassa bei Haarausfall, Wundheilung, Neurodermitis, Juckreiz, Akne, Mundhygiene

Zimt-Öl

Wirkung: entzündungshemmend, wärmend, antibakteriell, stärkend, heilend, adstringierend

Anwendungsbereich: Anregung des Haarwachstums, gegen Schuppen, Altern der Haut, Faltenverringerung, Entspannungstherapien

Gewinnung: Wasserdampfdestillation der Rinde, Blüten und Blätter. 100kg bis 200 kg Rinde ergeben einen Liter reines ätherisches Öl.

Das waren einige Beispiele, was reine ätherische Öle sind, wie man sie gewinnt und warum sie in guter wirkungsvoller Kosmetik verwendet werden, die leider auch einen entsprechenden Preis erfordern. Es ist eine mühsame Arbeit, alles zu sammeln, zu verarbeiten und rein zu halten. Genaue Handhabung und Wissen, was und warum, ist ein Muss.

Einige von den oben genannten ätherischen Ölen sind in ihrer Konzentration sehr kräftig und müssen mit anderen leichteren Ölen gemischt werden, um ihre volle Wirkung zu vermitteln. In zu hoher Konzentration kann es sogar zu Schaden auf der Haut kommen, auch in den Organen.

Die Chemiker und Naturwissenschaftler haben jedoch das Wissen, wie viel von den verschiedenen Ölen gebraucht wird, um ein wirkungsvolles Produkt herzustellen.

Andere Teile der Pflanzen und Früchte werden auch verwendet in der Kosmetik, da sie verschiedene Vitamine und Minerale enthalten. Algen und Seegras sind oft in guter Kosmetik enthalten, geben Feuchtigkeit und Nahrung.

Sollte die Wasserdampfdestillation oder die Kaltpressung nicht genügen, geht man über zur Chemie. Dadurch kann man alles aus Pflanzen und Früchten gewinnen, wenn benötigt. Mit anderen Worten benötigt man dann Chemie, um aus einem Naturprodukt ein Naturprodukt zu schaffen.

Auch das Wasser, das aus der Wasserleitung kommt, wird beides, natürlich, durch Kies, Sand, spezielle Filteranlagen und durch Chemie gereinigt, um es wieder genießbar zu machen.

Ätherische Öle nehmen wir auch zu uns durch verschiedene Nahrungsmittel, wie zum Beispiel Nüsse, Früchte, Gemüse und Salate. Die Düfte, die wir beim Essen-Zubereiten einatmen, sind die spezifischen Öle jedes Produktes, das verwendet wird. Durch das Erhitzen der Speisen werden noch mehr von den ätherischen Ölen freigegeben.

Drückt man ein Schalenstück zum Beispiel von einer Orange oder Zitrone zwischen Daumen und Zeigefinger zusammen, spritzen kleine Duftpartikel, *die ätherischen Öle,* heraus.

Aus was besteht der Inhalt der Shampoos, Duschcremes, Badeschäume, Zahncremes und Reinigungsmittel?

Die Schaumerzeuger in den verschiedenen Produkten sind

Tenside, normalerweise ein anionisches Detergens genannt SLS oder Natriumlaurylsulfat. Durch einen Prozess (Ethoxylierung) wird es von einem Typ Alkohol (Dodecyalkohol) gewonnen. SLS gibt es in verschiedenen Stärken und es ist in kosmetischen Produkten in sehr niedriger Konzentration enthalten und gut verträglich für die Haut.

Das, was hochwertige Produkte ausweisen, sind Ingredienzen wie Vitamine, Minerale, hautstraffende Wirkungsstoffe, feuchtigkeitsspendende und -erhaltende Stoffe, sowie reine ätherische Öle mit dezenten Düften.

Es gibt auch eine Alternative zu SLS und das sind Extrakte von Gewächsen, zum Beispiel der Kokospalme und mehr, doch ist SLS am meisten vertreten.

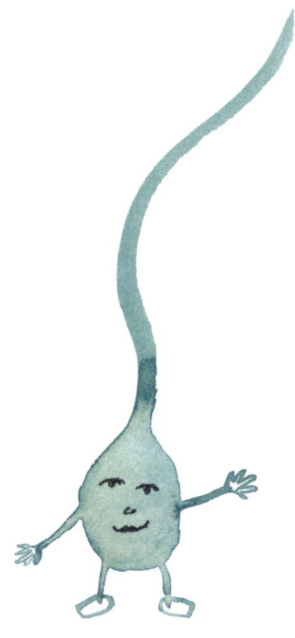

Verschiedene kosmetische Produkte

Wie bei allem anderen gibt es auch in der Kosmetik unterschiedliche Preise und Qualitäten.

Wenn man die Bestandteile der Produkte analysiert, so kann man sie in drei Gruppen aufteilen,
1) synthetisch/chemisch, 2) natürlich und chemisch, und 3) natürlich-organisch.

Nr.1 sind funktionierende Produkte für normale Haut und Haare, doch ohne besondere wirksame Stoffe, die irgendein Problem behandeln können.

Die Duftstoffe sind meistens auch synthetisch, doch werden manchmal natürliche Duftstoffe verwendet. Ist man empfindlich, kann man negativ reagieren auf den Duft (überhaupt, wenn er zu kräftig ist), es kann auch zu allergischen Reaktionen kommen sowie zu Juckreiz und Irritation auf der Haut.

Nr. 2 ist ein Gemisch von Natur und Chemie (Biochemie) mit wertvollen, natürlichen Ingredienzen, beide wirkungsvoll gegen beispielsweise Schuppen, trockene Haut, gestresstes Haar oder für eine wohltuende Behandlung für Haut, Haare und Seele. Die dezenten Duftstoffe und wirkungsvollen Sekrete werden aus Teilen der Pflanzen, Bäume und Früchte verschiedener Art gewonnen, auch aus dem Tierleben werden Extrakte mit wertvollen Eigenschaften gewonnen, ausgenommen vom Stinktier und anderen, nicht ganz angenehm duftenden Tieren, doch wer weiß!

Nr. 3 ist organisch, ökologisch, ohne Einmischung der Chemie. Die Zutaten dieser Produkte bestehen aus reinen ätherischen Ölen, Essenzen aus Früchten, Kräutern, Beeren, Rinde von Bäumen, Algen und so weiter. Eine spezielle Art von Honig (Manuka) ist auch vertreten, sowie verschiedene Säuren, zum Beispiel Hyaluronsäure, Elastin, Collagen, Vitamine und Minerale. Mit diesen Mischungen kann man die kosmetischen Produkte gezielt einsetzen, um ein Problem zu behandeln, und auch vorbeugend benutzen, um ein Problem zu vermeiden.

Bei Collagen wird jedoch gesagt, dass die Collagenmoleküle zu groß sind, um tief in die Dermis zu gelangen. Mit anderen Worten ginge es dadurch nicht, Collagen zu erneuern, das abgebaut ist!

Alte Entdeckungen neu entdeckt, das ist das Anwenden von essentiellen Ölen in kosmetischen Produkten. Reine ätherische (wie sie auch genannt werden) Öle sind die Seelen der Pflanzen und Früchte. Dadurch vermitteln sie deren Eigenschaften. Das habe ich jedoch schon erwähnt!

Ätherische Öle sind meistens auch hypophil, (dringen tiefer in die Haut ein) und können in richtiger Mischung vorbeugend und rehabilitierend wirken.Das Dufterlebnis ist meistens auch angenehmer gegenüber Düften aus synthetischen Zutaten.

Es ist jedoch wichtig zu wissen, dass Produkte aus der Natur bei vielen von uns Allergien hervorrufen können. Denke an den Heuschnupfen, Pollen allgemein, Allergien durch Nüsse, und auch der weiße Fliegenpilz (reines Naturprodukt) ist nicht gerade nützlich. Erkundige dich immer nach dem Inhalt von Produkten und teste diese auf Verträglichkeit.

Es lohnt sich oft, etwas mehr zu bezahlen für hochwertige Produkte, nicht nur weil sie bessere Inhaltsstoffe besitzen, sondern auch, weil sie sehr ergiebig sind und dadurch die Umwelt schonen.

Silikon in Produkten sollte man vermeiden, weil Reste davon noch im Haar bleiben, auch nach dem Waschen, und sich bei erneuter Anwendung wieder Silikon im Haar aufbaut und sich dadurch Haarfarben schlechter im Haar festsetzen und bleiben. Glanz- und geschmeidigkeitsgebende Produkte sollten reine ätherische Öle enthalten, **nicht Silikon!**

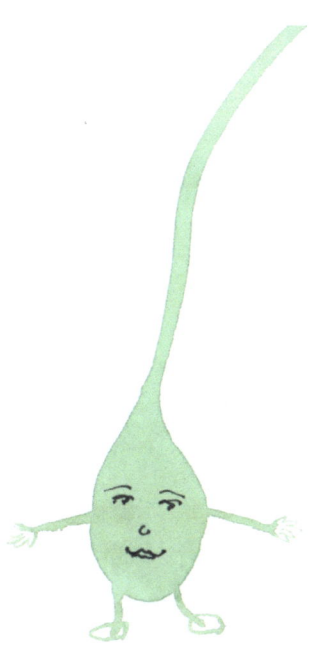

Haarbehandlungen – physisch-technisch, chemisch-technisch

Physische Haarbehandlungen

Wenn glatte, gerade Haare gewellt oder lockig gemacht werden sollen oder umgekehrt, gelingt das mit Zufuhr durch Wärme und mit verschiedenen Werkzeugen wie Lockenwickler, Lockenzangen, Plattzangen, Bürsten und Haartrocknern.

Auch können Haare lockig gemacht werden ohne Wärme, wenn man Haare im feuchten Zustand mit Wicklern aufrollt und trocknen lässt. Was benötigt wird, ist – Zeit!

Wenn man sich für einen Tag oder Abend eine andere Frisur wünscht und aus geraden Haaren wellige oder lockige Haare dazu gebraucht werden, genügt ein physisch-technisches Umformen mit einem oben genannten Werkzeug.

Mit Spray fixiert, hält die Umformung samt Frisur den Tag über oder auch den Abend. Mit der Zeit verliert sich die Spannung in den Haaren und geht so langsam wieder in den ursprünglichen Zustand zurück. Durch Ausbürsten der Haare geht es schneller, wieder in die Ausgangslage zu kommen.

Bei den Werkzeugen sind wohl Lockenwickler am schonendsten, da weniger Wärme benötigt wird, um die Haare zu trocknen.

Locken- und Plattzangen und Haarfön werden oft mit zu hoher Wärme angewendet, was direkt schädlich sein kann für Haar und Kopfhaut.

Weil Haare aus einem thermoplastischen Material bestehen (Keratin), braucht man nicht mehr als zwischen 75 °C und 95 °C, um sie umzuformen. Es braucht vielleicht ein wenig mehr Zeit, bis die Wärme der Geräte bei dieser Temperatur durch die Haare dringt, doch ist es viel schonender für das Gewächs auf dem Kopf.

Ohne eine Art von Schutz für Haar und Haut sollte man bei Wärme sowieso nicht arbeiten. Ein Stylingmousse oder eine Stylinglotion wären angebracht, um sie vorher in die Haare aufzutragen.

Locken- und Plattzangen entwickeln meistens Temperaturen bis über 200 °C und da muss unbedingt ein Wärmeschutzmittel aufgetragen werden, das diese Temperaturen verträgt und daher auch die Haare besser schützen und auch die Haut vor Verbrennungen bewahren kann. Nie näher als 1.5 Zentimeter an die Kopfhaut gehen mit der Wärme über 120 °C von Locken und Plattzangen. Bei der Wärme von über 120 °C bei Haarfönen den Abstand erhöhen auf mindestens 15-20 centimetern, weil die heisse Luft direkt auf die Haut kommen kann.

Bei Wärmeschaden kann es bis zu sechs Wochen dauern, bis sich die Haut erholt hat.

Ohne Wärmeschutz bei hohen Temperaturen kann auch die Schuppenschicht der Haare beschädigt werden, sich verkleben und das Haar in eine glanzlose Struktur verwandeln. Meistens helfen dann auch keine Haarkuren mehr, sondern es wäre ein neuer Haarschnitt notwendig.

Natürlich ist die Haarqualität ausschlaggebend, wann und warum Haarschäden auftreten. Sind die Haare von feiner, dünner Qualität, gebleicht, gefärbt oder sonst behandelt mit Chemie, geht es schneller, durch hohe Wärme die Haare zu sabotieren

Tipp! Bei Locken- und Plattzangen immer so schwache Wärme wie möglich anwenden und Zangen mit einem keramischen Belag und mit richtiger Technik anwenden.

Physische Behandlungen, die die Haare beschädigen können …,
… sind Haarverlängerungen und konstant getragene Haarflechten, die sehr stramm gehalten werden.

Wenn man Haare längs auf der Kopfhaut flicht und die einzelnen Abschnitte zu sehr strafft, kann es passieren, dass an gewissen Stellen die Haare ausgehen, da man konstant eine Spannung an der Haarwurzel verursacht. Hauptsächlich passiert das am Haaransatz an den Schläfen, weil dort die Haare nicht so tief in der Kopfhaut verankert sind und empfindlich gegen das Ziehen an den Haaren reagieren.

Man weiß ja nie, wie tief die Haare bei jedem einzelnen Menschen in der Haut sitzen, und daher ist es wertvoll, sich von einem gut ausgebildeten Friseur beraten zu lassen, bevor man etwas unternimmt.

Bei Kindern ist sowieso Vorsicht geboten, wenn der Wunsch da ist, sich zum Beispiel im Urlaub Haarflechten machen zu lassen, da die Wurzeln der Haare noch weiter oben in der Haut liegen und dadurch leichter beschädigt werden können.

Man kann sich das so vorstellen, wie wenn eine Amsel einen Regenwurm aus der Erde zieht. Sie zieht und zieht, »stretcht« den Wurm, und zum Schluss ploppt er aus der Erde heraus.

So kann es auch bei Kindern und Erwachsenen kommen bei kontinuierlichem »Stretchen« der Haare, doch dauert es etwas länger als bei dem Regenwurm.

Populär sind auch Haarverlängerungen und diese sollten auch von professionellen Handwerkern durchgeführt werden, weil vieles falsch gemacht werden kann, zum Beispiel bei Haaren, die von Natur aus nie länger werden als ungefähr 15 bis 20 Zentimeter.

Da sollte man keine Haarverlängerung vornehmen, weil die Haarwurzel nicht tief genug in der Kopfhaut sitzt und die Extra-Länge zur physischen Belastung der Haarwurzel wird und im schlimmsten Fall zum Haarausfall führt.

An solches denkt der gemeine Mensch nicht, wenn er es nicht weiß, und das ist selten der Fall.

Haarbehandlungen mit Chemie

Für Färben und Bleichen, Dauerwellen und Highlights wird meistens Chemie verwendet. Zum Hellerfärben und für Dauerwellen (auch um lockige Haare für einige Zeit gerade zu machen) muss mit Chemie gearbeitet werden.

Okay, man kann gerade Haare lockig bekommen und lockige Haare gerade mit diversen Locken- und Plattzangen, doch das nur für eine begrenzte Zeit, da es nur bis zum nächsten Shampoonieren oder Regen hält.

Für eine permanente Umformung benötigt man Chemie (Dauerwelle).

Beim Haarefärben gibt es Alternativen, sogenannte Bioprodukte (Pflanzen oder

Farben aus Früchten), doch die meisten Farben werden durch zwei Komponenten entwickelt, aus spezifischem Farbpigmenten in einer Cremebasis und mit Wasserstoffperoxid.

Durch eine bestimmte Einwirkungszeit nach dem Auftragen der Farbmischung entwickelt sich das Farbpigment im Haar und die erwünschte Haarfarbe tritt hervor. Die Einwirkungszeiten können unterschiedlich sein, von ungefähr 15 bis 18 Minuten mit Zuführung von Wärme, 30 bis 45 Minuten ohne Wärme.

Wenn man bedenkt, dass die Haare einen Zentimeter im Monat wachsen, bedeutet das, dass bei gefärbten Haaren die ursprüngliche, natürliche Haarfarbe einen Zentimeter am Ansatz sichtbar wird und nach drei Monaten drei Zentimeter und so weiter.

Das optische Bild ist dann: Bei grauer oder heller Haarfarbe als natürliche Farbe, gefärbt in dunkleren Nuancen bis Schwarz, sieht man direkt den Unterschied am Haaransatz nach weniger als einem Zentimeter.

Bei Färbungen im hellen Bereich ist zwar der Auswuchs derselbe, doch sieht man den Unterschied lange nicht so wie bei dunklen Haarfarben, weil optisch gesehen die Farben sich länger angleichen.

Umgekehrt ist es natürlich auch so – wenn dunkle Haare heller gefärbt oder gebleicht sind, sieht man den dunklen Auswuchs auch nach weniger als einem Zentimeter Nachwuchs.

Normalerweise benötigt man eine Erneuerung der Farbe am Ansatz jeden Monat, um optimal auszuschauen, doch das belastet Haare und Kopfhaut sehr, und um dem so gut wie möglich entgegenzuarbeiten, sind Haar- und Kopfhautpflegemittel ein Muss.

Kleiner Tipp: Denkt man doch ein bisschen nach, so sieht man den Farbunterschied meistens zuerst am Scheitel, und da kann eine Färbung nur dort Hilfe bringen, um gut auszuschauen. Es gibt auch Hilfe durch Farbsprays oder Farbpasten, die kurz an den gewünschten Stellen aufgetragen werden und die Farbe ausgleichen. Diese Farben halten oft bis zur nächsten Haarwäsche.

Bei allen Behandlungen, chemisch oder physisch, sind

hochwertige Haarpflegemittel notwendig, um optimal schöne Haare und ebenso eine gesunde Kopfhaut beizubehalten.

Bei allen Behandlungen, speziell bei chemischen, sollte man vor der Behandlung einen Allergietest vornehmen, um sicher zu sein, dass keine negative Reaktion geschieht. Nimm etwas von dem Produkt auf einen Wattebausch oder die Fingerspitze und appliziere etwas davon hinter dem Ohr. Warte fünf bis zehn Minuten und schau nach, ob die Haut irritiert ist.

Wenn das der Fall sein sollte, brauchst du nicht von der gewünschten Behandlung abzusehen, doch benötigt das extra Vorsicht mit dem Umgang des Produktes, und eine hautschützende Vorbehandlung ist angebracht, die die Poren der Haut versiegelt, so dass keine Partikel eindringen können.

Einen solchen Hautschutz sollte man vor allen chemischen Behandlungen einsetzen.

Sollte es trotzdem zu einer allergischen Reaktion kommen mit Juckreiz und Ausschlag, sofort mit viel Wasser abspülen. Das lindert, doch ein Besuch beim Dermatologen (Hautarzt) ist zu empfehlen.

Apropos Allergie: Manchmal kann es kompliziert sein herauszufinden, was eine allergische Reaktion auslöst. Es gibt Fälle, wo der Friseur einen Allergietest bei Kunden vorgenommen hat, ohne dass es eine Reaktion gab. Bei einem Kunden jedoch geschah eine kräftige allergische Reaktion. Nach Klagen des Kunden gab es eine Spezialuntersuchung und dabei kam heraus, dass die Kundin (nach dem Friseurbesuch mit Haarefärben) zu Hause Geschirr gespült hatte, mit Geschirrspülmittel.

Dadurch wurde die kräftige Reaktion ausgelöst, da sich noch Reste von der Haarfarbe am Kunden befanden und dies zusammen mit dem Kontakt des Spühmittels zum Problem wurde.

Weiter wurde getestet, ob Spülmittel und Farbreste je für sich Allergien erzeugen können! Das erwies sich jedoch nicht, sondern nur mit beiden Mitteln zusammen!

Vieleicht kann man das Problem ganz vermeiden, wenn man die Haare immer sehr gründlich ausspült nach einer chemischen Behandlung und mit einer neutralisierenden Haarkur abschließt.

Gut zu wissen!

Reagiert man negativ auf den Duft eines Produktes, ist es am besten, man lässt es bleiben, dieses Produkt anzuwenden!

Was passiert eigentlich bei Behandlungen durch Chemie?

Was wir als Farbe des Haares sehen, sind Pigmente, die sich in der Haarschicht befinden. Je mehr Pigment von verschiedenen Charakteren oder besser gesagt Nuancen, desto dunkler wirkt das Haar.

Um die natürliche Haarfarbe zu ändern, vor allem von dunkel zu hell, braucht man Chemie.

Haarfarbentuben enthalten eine Creme, bestehend aus Pigmentbildstoffen, Ammoniak oder einer anderen alkalischen Substanz (ammoniakfrei) und Pflegestoffen.

Um den Farbveränderungsprozess zu beginnen, benötigt man auch Peroxyd (Vätesuperoxyd) in einem bestimmten Mischverhältnis mit der Farbcreme.

Der Veränderungsprozess geschieht dann durch Zufuhr von äußerlicher Wärme (Wärmelampe) oder nur mit der Körperwärme.

Mit der Zufuhr von der Temperatur der Lampe verkürzt

man den Prozess um die Hälfte (15–18 Minuten anstatt der doppelten Zeit).

Je nach gewünschtem Resultat kommt es zu unterschiedlichen Vorgehensweisen beim Färben, zum Beispiel werden die Haare komplett gefärbt von der Kopfhaut bis zu den Spitzen, der Ansatz nur beim Auswuchs der Haare oder beim Dunklerfärben der Haarspitzen und Längen bis auf einen Zentimeter vom Ansatz entfernt. Warum?

Im letzteren Fall hat das mit der Kopfhautwärme zu tun, die das Farbresultat negativ beeinflussen kann.

Daher sollten alle chemischen Behandlungen nur von einem gut ausgebildeten Friseur durchgeführt werden, um nicht enttäuscht zu werden vom Resultat!

Wie schon gesagt, mit einem Allergietest beginnen, dann Vorbehandlung mit einer kopfhautschützenden Flüssigkeit vor der chemischen Behandlung. Besonders wichtig beim Hellerfärben und Bleichen der Haare, da die Creme nahe an der Kopfhaut appliziert wird.

Auch Wissenswert: Unter dem chemischen Prozess schwillt das Haar etwas an und die Schuppenschicht öffnet sich. Das ist an und für sich gut, denn die Haarfarbe kann tiefer eindringen. Nach 15 bis 40 Minuten (manchmal auch mehr) ist die neue Haarfarbe zu bestaunen, doch richtig erst, nachdem die Haare getrocknet sind.

Nach jeder Behandlung die Haare gut auswaschen, danach mit einem Handtuch das Wasser ausdrücken. Obacht! Nicht frottieren, da sonst die geöffnete Schuppenschicht beschädigt werden kann. Mit einer Haarkur für gefärbte Haare abschließen, damit eventuelle Farbreste neutralisiert werden, Nachoxidation verhindert wird und das Haar eine schöne glatte Struktur bekommt durch das Schließen der Schuppenschicht. Das Licht kann dadurch wieder reflektiert werden.

Beim Bleichen (Blondieren) der Haare ist die chemische Reaktion etwas kräftiger als beim Färben, vor allem, wenn dunkle Haare hell werden sollen.

Oft benötigt es mehrfache Behandlungen, um die Pigmente graduell abzubauen.

Gut ist es auch, wenn man zwischen jeder Behandlung eine Haarkur in die Haare und auf die Kopfhaut gibt, um verlorene Vitamine und Pflegestoffe hinzuzufügen, die Haar und Kopfhaut besser schützen vor dem fortlaufenden chemischen Prozess.

Das Hellerfärben oder Bleichen der Haare benötigt einen gewissen Zeitaufwand, da ja sämtliche Momente nach jeder Teilblondierung oder Färbung, wie Haarkurauftragen, Ausspülen, Trocknen, wieder auftragen von Farbe oder Blondiermittel durchgeführt werden müssen.

Schonender für Haare und Kopfhaut, ist es das Hellerfärben oder Blondieren in mehreren Tagen durchzuführen.und zwischendurch Haarkuren in die Haare auftragen. Schonend für Haar und Kopfhaut sind generell chemische Behandlungen nie, doch richtig ausgeführt mit allem Drum und Dran hat man getan, was man kann.

Denk jedoch daran, dass bei dunklen Haaren, die hell werden sollen, die chemische Belastung stärker ist (durch die größere Anzahl von dunklen Pigmenten, die gebleicht werden sollen!).

Das Farbspektrum beim Abfärben ist von der Ursprungsfarbe – rötlich – orange – sandgelb –blond –hellblond –superhellblond –weiß! Hat man Pech, kommt ein Grünschimmer dazu!

Farbbehandlungen benötigen eine sorgsame Pflege, damit die Haare ihre Elastizität, Frische und ihren Glanz behalten. Mehrare Haarkuren hintereinander für gefärbte, gebleichte Haare ist ein MUSS!

Eine schonende Farbbehandlung ist jedoch eine Tönung, die es in einer Creme oder flüssig gibt, die
Farbpigmente in gewünschten Farben enthält und auf die Haare aufgetragen wird.
Die Farbpigmente haften nach einer Wirkungszeit in der Schuppenschicht und bleiben nach dem Ausspülen des Überschusses vier bis sechs Wochen im Haar haften. Die Farbe wird jedoch nach jeder Shampoonierung blasser.

Tönungen gibt es auch mit Pflanzenfarben, und auch solche, die, mit einer schwachen Peroxydlösung gemischt, einige Zeit im Haar verbleiben.
Alle Tönungen werden jedoch Woche für Woche schwächer, da sich die Pigmente schneller abbauen als bei einer richtigen Färbung.
Mit Tönungen kann man die Haare jedoch nicht heller färben!

Permanent oder Dauerwelle

Permanent ist, wie schon das Wort vermittelt, ein permanenter Zustand, bis das Haar nach einigen Wochen in die ursprüngliche Form zurückgeht.
Wir wissen, dass das Haar ungefähr einen Zentimeter im Monat wächst. Durch ein Umformen mit Wickler von gerade zu lockig kommt es auf die Dicke des Wicklers an, wann die Haare wieder gerade werden. Bei einem Zentimeter Durchmesser dauert es fünf bis sechs Monate, weil die Haare un-

gefähr sechs Zentimeter ausgewachsen sind. Lockig sind die Haare immer noch nach den ausgewachsenen geraden Zentimetern, nur hat das Haar die Form verloren.

Dasselbe geschieht auch bei der Umformung von lockig zu gerade, zeitlich gesehen vielleicht auch etwas früher.

Beim permanenten Locken der Haare geschieht ein Prozess im Haar, der die vorhandene Struktur formbar macht, das heißt, dass gerades Haar mit seinen vorhandenen Arten der Keratinfasern und quergehenden Stabilisierungsbrücken (Schwefelbrücken) weich und dadurch formbar gemacht wird.

Das geschieht durch eine Flüssigkeit (Dauerwellpräparat), die meistens aus Glycerolmonothioglykolat und einer Art von Sulfit besteht.

Der Vorgang beim Dauerwellen:

Bevor man Chemie einsetzt, sollte eine Vorbehandlung für die Kopfhaut durchgeführt werden, die die Haut schützt und das Eindringen von Partikeln verhindert, die jedoch für die Haare okay sind, da diese aus nicht lebendem Material bestehen. (Das Haar lebt nur an der Wurzel (Papille) und schiebt sich als Keratinbildungen aus der Kopfhaut.)

Haare, die lockig oder wellig werden sollen, werden auf Wickler aufgerollt und mit dem Dauerwellpräparat befeuchtet. Nach einer Einwirkungszeit von zwischen 10 und 30 Minuten (kommt auf die Qualität der Haare an) wird das Präparat ausgespült.

Der Wasserüberschuss im Haar wird vorsichtig ausgedrückt mit einem Handtuch, und durch ein neutralisierendes Gel (Fixierung) wird die Haarstruktur in der neuen Form stabilisiert. (Die verschiedenen Brücken im Haar werden durch den Prozess zurückgebildet.)

Dafür benötigt man ein paar Minuten. Danach werden die Wickler vorsichtig aus den Haaren entfernt und das Haar noch einmal fixiert. Der Abschluss geschieht durch Ausspülen der Fixierung und das Ausdrücken des Wasserüberschusses aus dem Haar.

Eine Vitamin- und Mineralkur macht den Abschluss und stärkt den Zusammenhalt der Haarstruktur, gibt Glanz und Elastizität.

Der Permanent Prozess, wenn lockige Haare gerade werden sollen, ist eigentlich derselbe, nur werden hier keine Wickler benutzt, sondern die Haare werden mit der Dauerwellflüssigkeit benetzt und durch ein konstantes Durchkämmen gerade gekämmt und mit einer ansitzenden Haube gestreckt gehalten. Im besonderen Falle werden doch Wickler benötigt, und zwar dann, wenn die Haare zu kraus sind, um gleich gestreckt werden zu können. Da benötigt man erst mal eine Umformung zur Welle durch und mit Wickler (wenn die Länge der Haare es zulässt).

Wie immer beim Auskämmen der Haare im feuchten Zustand, mit Vorsicht umgehen und nie an den Haaren ziehen, damit kein Bruch entsteht an der Struktur! **Da gilt Fingerspitzengefühl.**

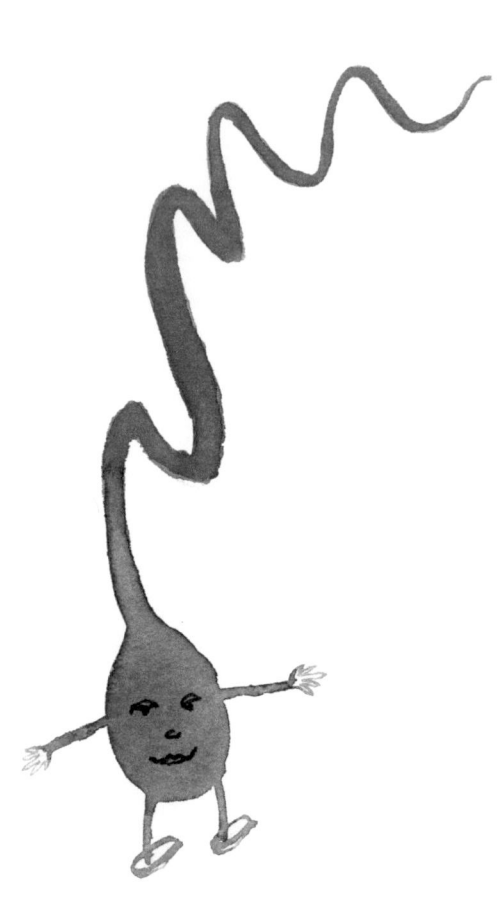

Haarersatz

Haarverlängerungen, Extensions, Haarteile, Perücken (Zweithaar-)Toupet, Haartransplantationen, Haarimplantate, Haarfasern, alles geht unter dem Begriff »Haarersatz«.

Für wen ist das gedacht? Es kann eine sehr gute Lösung sein für alle, Frauen, Männer, Jugendliche, Kinder, die auf irgendeine Weise die Kopfhaare verloren haben und nicht damit zurechtkommen.

Haarverlängerungen:

Sind, wie schon der Name andeutet, Verlängerungen der vorhandenen Haarlängen.

Dieses wird erreicht, indem man lose Haarsträhnen (aus Echt- oder Synthetikhaar) an die vorhandenen Haare befestigt. Das kann mit verschieden Befestigungssystemen durchgeführt werden. Ein Haarverlängerungsexperte berät dich dabei gerne, auch, wie man die dazugekommenen Haare mit den eigenen pflegt.

Alles, was man an den eigenen Haaren befestigt, belastet diese und auch die Haarwurzel. Warum? Wenn die eigene Haarlänge nie länger wird als eine Länge von 10 bis 30 Zentimetern und das Ende der Haare zu den Spitzen hin immer dünner wird, dann sitzt die Haarwurzel nicht tief genug in der Kopfhaut, um die Belastung sehr langer Haare zu tragen. Wenn man Pech hat, können die eigenen Haare nach einiger Zeit an gewissen Stellen ausgehen.

*Daher: Nie selber ein solches Unternehmen durchführen mit
Hilfe von Freunden, sondern immer mit Hilfe von Experten!
Ausnahme, wenn Freunde auch Experten sind!*

Dasselbe gilt auch für Kinder in den ersten Jahren, die gerne
Haarflechten längs der Kopfhaut haben wollen, oft gewünscht beim Urlaub, im Süden.

Wenn die Haare zu stramm geflochten werden, kann es
passieren, dass die Wurzeln ihre Verankerung in der Haut
verlieren. Eine sensible Stelle sind die Haare an den Schläfen,
denn dort sitzen die Haarwurzeln nicht so tief in der Haut
und werden durch das Ziehen empfindlicher. Vorsicht also,
denn man weiß ja nie, was die Leute für ein Wissen besitzen,
die das machen in den verschiedenen Ländern.

Diese sensiblen Stellen gibt es natürlich auch bei Erwachsenen und die Haare können beim konstanten Haareflechten
oder Tragen eines Haarknotens nach und nach dünner werden und sogar ausgehen.

Durch Wissen, wie, kann man jedoch beinahe alles tun.

Haarteile (Zweithaar):

Was ist gemeint damit?

Toupets, Halbperücken, Haartrensen und Postiche fallen
unter diesen Begriff. Eine Vollperücke ist ganz deckend und
somit kein Teil mehr.

Perücken, Toupets und Haarfüller sind heutzutage die am
besten aussehenden Zweithaare, für alle möglichen Frisuren
und Bedürfnisse. Man hat immer eine schöne Frisur für den
Moment, leicht zu pflegen und mit sehr guter Passform.

Natürlich sind die Ausführung und das Material wichtig, so wie die richtige Anpassung an die eigenen Haare.

Für Haarteile, Toupets und Perücken wird Synthetik- oder Echthaar verwendet oder auch beides. Zum Beispiel werden bei Grauanteilen meistens Synthetikhaare verarbeitet. Diese fühlen sich in der Struktur wie Echthaare an und sind auch nicht davon zu unterscheiden, doch wenn man ein Synthetikhaar mit einer Flamme berührt, riecht es nicht nach Horn (Keratin), und daran merkt man am besten, dass es synthetisch ist.

Viel echtes Haar kommt aus Asien oder dem Orient und wird so präpariert, dass es zu europäischen Haaren passt und gut dafür integriert werden kann. Das Haar wird dann oft in Standardhaarteilen und Perücken verwendet. Bei Maßanfertigungen werden jedoch meistens europäische Haare benutzt.

Ein Toupet (Haarteil) wird eingesetzt, wenn Haare an gewissen Stellen fehlen, bei einer Glatze zum Beispiel oder bei einer Alopecia, (Haarausfall) und werden an die verbliebenen Haare angepasst.

Bei totaler Kahlheit sind Perücken notwendig!

Alle Vollperücken und Toupets müssen der Kopfform angepasst sein, damit der Tragekomfort optimal ist, denn der Träger sollte sich nicht dem Haarteil anpassen müssen, sondern das Haarteil oder die Perücke sich an den Träger. *Genau so leben wie früher, mit Haaren!*

Dabei spielt die Befestigung der Haarteile bzw. Perücke eine große Rolle, denn beim Tennisspielen oder bei anderen Sportarten darf nichts lose werden und im schlimmsten Falle abfallen, denn das würde zu einer Unsicherheit führen mit negativen psychologischen Folgen für den Träger.

Da es verschiedene Arten von Befestigungen gibt, sollte

man als Zweithaarspezialist die Lebensweise des Kunden auskundschaften, um die optimale Art der Befestigung zu wählen. Bei sportlich aktiven Menschen, auch bei Schwimmern und Tauchern, benötigt man eine bestimmte Art der Haftung und des Materials des Haarteiles, bei etwas normalerer Lebensweise reicht eine andere Art der Befestigung.

Ausschlaggebend ist, dass die Optik stimmt bei den verschiedenen Typen des Haarersatzes. Bei jungen Herren, die die Haare am Kopf verloren haben, ist es okay, wenn die Haarfront des Zweithaars der ursprünglichen Form ähnlich sieht, doch sollte bei älteren Herren Rücksicht genommen werden, dass die Haarlinie an der Stirne zurückgegangen ist und auch sogenannte Geheimratsecken entstanden sind. Da wäre es falsch, das Zweithaar zu weit vorne zu befestigen. Das sieht optisch nicht gut aus und man würde leichter erkennen, dass das Haar nicht echt ist.

Ferner muss man auch Rücksicht nehmen auf das Volumen und natürlich auch auf die Farbe des Haares. Volles, dichtes, dunkles Haar, getragen von einer Person zwischen 40 und 80 Jahren und mehr, wäre verkehrt, denn das kommt in der Natur selten vor.

Über die Jahre ab und zu die Längen, Farben und das Volumen des Zweithaares zu justieren ist ein Muss, um ein natürliches Aussehen beizubehalten.

Der Zweithaarspezialist berät gerne!

Noch einmal über die verschiedenen Typen von Zweithaar und warum sie gerne getragen werden.

Der Volumaker (Haarfüller):

Ist, wie schon der Name sagt, ein volumengebendes Haarteil, das aus einer Netzstruktur besteht, auf die Haare geknüpft werden. Es wird rundum an den vorhandenen Haaren befestigt, sei es mit Clips oder mit einer besonderen Knüpftechnik!

Durch die Maschen des Netzes werden die eigenen Haare mit einer Häkelnadel durchgezogen und zusammen mit den Haaren des Volumakers (Haarfüller) wird volleres Haar geschaffen und man bekommt wieder ein zufriedenstellendes Aussehen.

Postich:

Ist auch ein volumengebendes Haarteil, das wie beim Volumaker am vorhandenen Haar, meistens am Oberkopf, befestigt wird.

Halbperücke:

Wenn sich rundum an den Seiten und am Hinterkopf genügend Haare befinden, aber es am Oberkopf und zur Stirne etwas oder sehr licht ist, kann man mit einer Halbperücke ein tolles Resultat erzielen. Diese hat eingenähte Federn (aus rostfreiem Stahl), die man an den Seiten an die Kopfhaut biegt und die im Übrigen mit Clips befestigt wird.

Vollperücke:

Bei Kahlheiten, wie Glatze, Alopecia und mehr, ist eine Vollperücke angebracht, wenn man Haare wünscht.

Wie bei den meisten Haarersatzmodellen ist die Passform von großem Gewicht, so auch bei der Perücke. Die sollte der Kopfform angepasst sein, um dem Träger ein sicheres Gefühl zu geben. Erreicht man das nicht durch Standardperücken, ist eine Anfertigung nach Maß notwendig. Eingebaute Stahlfedern sichern den Halt, auch kann man bei Vollglatze mit einem Spezialtyp die Perücke an der Kopfhaut befestigen.

Toupet:

Passt perfekt für einen Träger, der an der Front und am Oberkopf kahl ist oder sehr lichte Haare hat. Es gibt verschiedene Festsetzungsmetoden, der Spezialist berät gerne.

Haarverlängerungen:

Sind längere Haare, die in dünnen Tressen an vorhandenen Haaren befestigt werden (das geschieht durch verschiedene Methoden), und gibt dem Träger zum Beispiel 30 bis 40 Zentimeter Länge dazu, oder auch mehr. Vorsicht jedoch, denk an die zusätzliche Belastung durch das hinzukommende Gewicht. (Wird benannt unter Haarersatz, Haarverlängerungen.)

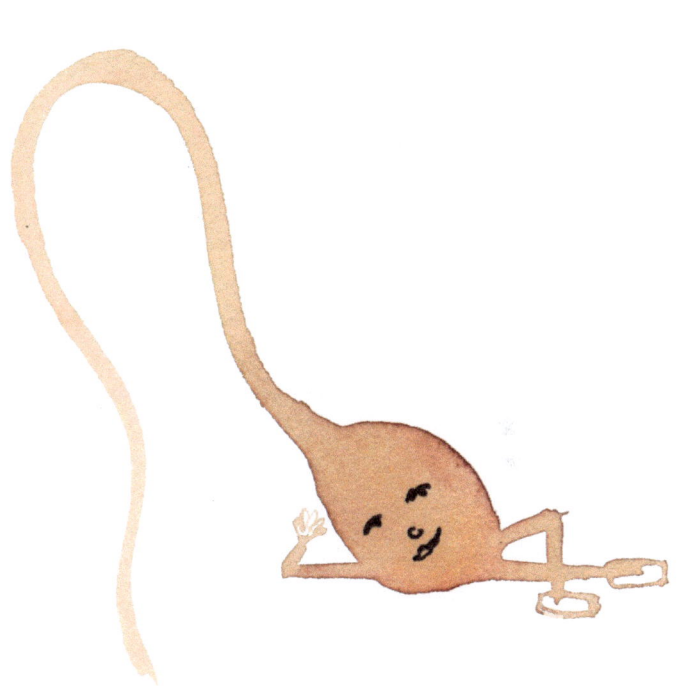

Haartransplantation

Ist, wie der Name schon sagt, eine Transplantation (Verpflanzen von Haaren von vollen, dichten Stellen an lichtere, kahle Stellen durch Chirurgie).

Beispiel: Am Hinterkopf und an den Seiten sind die Haare meistens am dichtesten, am Oberkopf und der Front jedoch spärlich. Um einen Ausgleich zu schaffen, verpflanzt man einen Teil von Haaren vom dichten zum spärlichen Gebiet.

Die operativen Ärzte wissen genau, wie viele Haare man entnehmen kann, ohne dass die Donationsstellen (Spenderstellen) zu licht werden, und auch von wo, denn alle Stellen am Hinterkopf und den Seiten sind aus genetischen Gründen nicht geeignet zum Transplantieren.

Warum ist das so?
Unser Haarwuchs ist genetisch bedingt, das heißt, dass er sich oft vererbt von Generation zu Generation. Dabei spielen Hormone wie Testosteron und Östrogen eine große Rolle, so wie Rezeptoren.

Das ist bei Männern und Frauen etwas unterschiedlich: mehr dazu unter Haarausfall und Erbe, ein paar Seiten später!

Bei Haartransplantationen unterscheidet man zwischen zwei vorkommenden Operationsmethoden. Die eine ist eine Stripmethode *(Streifen), die andere eine* FUE (Follical Unit Extraction).

Bei einer Stripoperation wird ein brauchbarer Hautstreifen vom Spendergebiet von Haaren befreit, so dass nur die Haut mit Haarwurzeln vorhanden ist, wird dann ausgeschnitten und die Hautkanten zusammengenäht. In diesem Moment wird schon der Hautstreifen in sehr kleine Streifen zerlegt mit zwei bis drei Haarwurzeln in jedem »Graft« (millimeterbreite Hautstreifen). Diese Ministreifen werden dann in das gewünschte Gebiet auf dem Kopf umgepflanzt (transplantiert). Nach ein paar Wochen wachsen die transplantierten Haare aus der Kopfhaut, und dann ungefähr einen Zentimeter monatlich.

Das, was bei der Stripoperation zu sehen ist nach der Heilung, ist eine kleine Narbe am Donationsgebiet, die jedoch durch die restlichen vorhandenen Haare rundum verdeckt wird.

Mit dieser Operationstechnik kann man ungefähr 1500 bis 3000 Haare transplantieren, mit einer Operation. Bei günstiger Voraussetzung zum Beispiel, bei sehr dichten Haaren und großem Donationsgebiet, kann eine zweite Operation möglich sein mit 1000 bis 2000 Haaren. Es kommt dabei auch auf die Größe des Gebietes an, das wieder Haare bekommen soll.

Weitere Operationen können dann zum Nachteil führen, weil die Haut zu sehr belastet wird.

Wie bei jeder Operation und Behandlung, berät der Spezialist gerne.

Bei einer FUE-Operation wird mit einem Spezialinstrument jeder einzelne Haarkanal von den Donationsgebieten (die sich um den ganzen Kopf erstrecken, also rundherum) entnommen, doch dieses einzelne Haar (manchmal auch zwei) wird aus jedem vierten Haarkanal gewonnen. Entfernt man alle Kanäle, ist eine kahle Stelle ein Faktum, und das wäre genau das Gegenteil von dem, was man erreichen will, und das ist ja eine Umverteilung der Haarschwelle.

Man kann jedoch getrost jeden vierten Haarkanal von den volleren Stellen transplantieren, da auf den ausgewählten Donationsgebieten die Haare dichter wachsen als auf dem Oberkopf. Der Hinterkopf besitzt die meisten Haare, doch kann man die Haare nicht von überall dort entnehmen, sondern nur von resistenten Arealen, das heißt solchen, die nicht vom Haarausfall belastet sind. (Siehe Haarausfall und Erbe.)

Die FUE-Methode ist die Methode, die angewendet wird, wenn Narben unerwünscht sind. Sollten nicht genügend Haare auf der Kopfhaut sein, um zufriedenstellende Operationen durchzuführen, kann man Haare von anderen Stellen am Körper für Transplantationen verwenden, vorausgesetzt, dass die Haarwurzel nicht vom permanenten Haarausfall belastet ist. (Der Spezialist stellt die Diagnose.)

Haarimplantat, Laser, Haarfasern und mehr

Eine weitverbreitete Methode außer dem Haartransplantat ist das Haarimplantat.

Da werden auch Haare eingesetzt, doch der Unterschied gegenüber einem Transplantat ist, dass artifizielle (künstlich hergestellte) Haare in die Kopfhaut implantiert (eingesetzt) werden. Das geschieht durch ein Instrument, mit dem Haare, naturgetreu gemacht aus einer biologisch hergestellten Masse, mit einer Schuppenschicht versehen, geradewegs in die Kopfhaut geschossen werden, zwei bis drei Millimeter unter die Haut, ins Bindegewebe.

Dort bildet das Haar eine Schleife, durch die das Bindegewebe wächst und das Haar verankert.

Auf diese Weise können eigentlich unbegrenzt viele Haare implantiert werden, doch ist Vorsicht geboten, da die Kopfhaut angestrengt wird und es hin und wieder zu Abstoßungen kommt. Auch besteht eine Gefahr für Infektionen.

Perfekt ausgeführt von Spezialisten, wird jedoch alles auf ein komfortables Niveau hin gearbeitet.

Hin und wieder müssen jedoch neue Haare ausgebessert werden, weil nach einiger Zeit Haare ausgehen (Verschleiß)! Diese Methode eignet sich dort, wo zu wenig natürliche Haare transplantiert werden können, da die Fläche zu groß ist, auf der Haare gewünscht werden.

Außer dem Oberkopf können auch andere Flächen am Körper behandelt werden.

Der Spezialist berät gerne.

Laser:

Neues natürliches Wachstum durch Laser, unabhängig davon, von welcher Art und Stärke, hat sich leider als unwirksam bewiesen. Man kann die Stunde, die man unter einer Laserhaube sitzt, als Abkopplung bezeichnen, doch eine gewöhnliche Glühbirne mit 40 bis 60 Watt hat denselben Effekt!

Oftso empfiehlt man irgendeine Kur durch Kostenzuschuss gegen Haarausfall, sei es mit Kiesel, Folsäure, Vitamin B, Selen oder mehr, Spezialshampoo, Spezialtinktur und Kopfhautmassage. Manchmal hilft es sogar, die Haare stärker zu machen und auch voller, doch meistens liegt es dann daran, dass etwas anderes das Wachstum negativ beeinflusst hat und durch die Empfehlung, irgendetwas zu unternehmen, der Haarwuchs wieder angeregt wird.

Ob es dann die kontinuierliche durchgeführte Massage war, die hilft, oder eins von den anderen Produkten, weiß man nicht, doch Glauben versetzt bekanntlich Berge, und wenn's hilft, hilft's!

Haarfasern:

Mit Fasern bekommt man am schnellsten vollere Haare, bis zur nächsten Haarwäsche auf alle Fälle.

Dabei handelt es sich um ein kosmetisches Produkt, das aus feinen Keratinproteinfasern in den verschiedensten Farben besteht und ins Haar gesprüht oder geschüttelt wird (verschiedene Applizierungstechnik, je nach Produkt), doch alle mit gutem Haftvermögen am vorhandenen Haar.

Diese Fasern eignen sich sehr gut bei lichten Haaren, unbändigen Wirbeln oder als temporäre Farbverbesserung besonders beim Auswuchs gefärbter Haare. Diese Haarfasern gibt es wie schon benannt in verschiedenen Farben.

Bei den Fasern in einer Spraydose ist die Haftfähigkeit beim Haar vielleicht etwas besser, doch können sie leichter abfärben durch das Gas in der Dose, das die Fasern etwas feuchter macht. Eine abschließende Versiegelung durch ein wasserfestes Spray beugt dem vor.

Auf dem Markt wird auch eine Paste angeboten, die auf die Kopfhaut aufgetragen wird und somit den Anschein erweckt, der Träger besitze volle Haare. Diese ist in einigen Farben erhältlich, damit sie der Haarfarbe angepasst wird.

Informiere dich, was bei allen erwähnten Produkten am besten für dich passt, denn alle sind geeignet für alle (Frauen, Männer und Kinder), sind leicht anzuwenden und können kleine Wunder erzeugen, vor allem ein Gefühl von Zufriedenheit.

Haarausfall und das Erbe:

Wir wissen, dass der gewöhnliche Ausfall von Haaren mit der Erbmasse zu tun hat.

Bei einigen fällt das Erbe so aus, dass der Haarwuchs sich in den laufenden Jahren wenig verändert, bei anderen geschieht eine große Veränderung mit der Haarpracht, von vollen zu lichteren Haaren oder zur Glatze.

Es kommt auch vor, dass sich das Haarvolumen in einigen Generationen nicht oder wenig verändert, um dann wieder aufzutauchen.

Männer sind da am meisten betroffen, doch leiden auch viele Frauen am genetisch bedingten Haarausfall.

Der Haarausfall bei Männern und Frauen wird durch Hormone gesteuert und nach einem bestimmten Enzym (5-Alpha-Reduktase) benannt. Wenn die Anzahl der Erbmasse (Rezeptoren) hoch ist an den Haarzellen, können größere Mengen von dem Enzym angereichert werden, die das Hormon Testosteron bei Männern in ein Dihydrotestosteron (DHT) umwandeln und dadurch die Haarzelle schwächen, sodass die Haare immer dünner und schwächer werden und zum Schluss nicht mehr nachwachsen.

Beide, Mama und Papa, führen das Erbe weiter, und dadurch bilden sich verschiedene Formen vom Haarausfall bis zur Glatze bei Männern.

Die Haarfronten scheinen ihre eigenen Regeln zu haben, denn wenn auch die restliche Haarpracht konstant bleibt, zieht sich die Haarfront Millimeter auf Millimeter zurück (sogenannte Geheimratsecken). Oft, in den meisten Fällen, jedoch geschieht auch ein Lichterwerden der Kopfhauthaare.

In einer Familie kann zum Beispiel ein Junge einen kräftigen Haarwuchs besitzen, während die Schwester feines Haar oder sogar schlechteres Haarwachstum hat. Man rechnet doch oft damit, dass es umgekehrt sein sollte, und das ist es meistens auch, doch sicher ist man nie!

Sind es mehrere Geschwister, kann sich das Erbe ungleichmäßig auf alle verteilen.

Der oder die Wirbel am Kopf können natürlich auch geerbt werden, wie auch die Haarstruktur. Die Menge von Rezeptoren der Erbmasse an den Haarzellen ist natürlich von großer Bedeutung dafür, ob der Verlauf des Haarausfalles schneller oder früh geschieht im Leben, und so können sich bei Jungen schon nach der Pubertät die ersten Anzeichen eines beginnenden Haarverlustes bemerkbar machen.

Zusammenfassend sind es in erster Hand drei Faktoren, die den erblichen Haarausfall steuern: Rezeptoren, Enzyme und Hormone (wie Testosteron und Östrogen).

Wenn man die verschiedenen Typen von Haarausfall unterscheidet, so ist der eine ein altersbedingter Haarausfall durch eine Verminderung der Terminalhaarproduktion, der andere durch einen aggressiven Typ von Haarausfall durch die schon benannten Ursachen.

*Männlichen progressiven Haarausfall nennt man in Fachtermini »**Typ Hamilton**«.*

Beim weiblichen Geschlecht ist es das Hormon Östrogen, das dem Haarausfall entgegensteuert. Doch gibt es Ausnahmen, denn durch ein Ungelichgewicht im Hormonspiegel können auch junge Mädchen und Frauen allen Alters von Haarausfall betroffen sein.

Selten vor der Pubertät, doch Ausnahmen gibt es!

Kurz über Hormone:

Bei dem männlichen Geschlecht überwiegt das Hormon Testosteron, das für viele männliche Eigenschaften verantwortlich ist. Doch hat der Mann auch einen kleinen Anteil Östrogen.

Bei dem weiblichen Geschlecht ist das Hormon Östrogen überwiegend, doch auch hier kommt ein Teil Testosteron dazu.

Bei Frauen im Klimakteriumsalter verändert sich der Hormonspiegel. Östrogen baut ab und dadurch kann das Testosteron dazu beitragen, dass Frauen Haare verlieren.

Alles hängt jedoch von der Erbmasse ab, wie empfindlich der Körper reagiert auf Veränderungen bei den Hormonen.

Bei Frauen gibt es normalerweise zwei Typen von Haarausfall; den, bei dem die Haarzellen langsam und allmählich weniger werden im Takt mit dem Älterwerden, und den aggressiven, der den Verlauf beschleunigt und zum Auslichten des Haarschwalles führt, bis zur Glatze im schlimmsten Fall.

Weiblicher progressiver Haarausfall wird in Fachtermini **»Typ Ludwig«** genannt.

Nie selbst mit Hormonpräparaten experimentieren, um vielleicht mehr Haare zu bekommen, das kann geradezu gefährlich sein ohne ärztliche Kontrolle, da man nicht weiß, wie die Organe im Körper reagieren.

Haarausfall durch Krankheit und mehr

Faktoren, die Haarausfall verursachen können, sind zum Beispiel Medikamente, verschiedene Krankheiten wie längere Zeit hohes Fieber, Probleme mit den Schilddrüsen, verschiedene Formen von Alopecia und vieles mehr!

Dazu zählt auch Stress, abnormale Gewichtsabnahme auch verkehrte Diät (vitamin- und mineralarme Kost).

Bei Schilddrüsenproblemen kann es so weit kommen, dass sich die Normalfunktion der Kopfhaut verändert und die Haare sich in einer Schuppenflechte auf dem Haarboden verkleben. Das sollte schnellstens behandelt werden, da es so weit kommen kann, dass neue Haare nicht aus der Haut treten können, wenn der Haarkanal beschädigt wird durch die kräftige Schuppenbildung.

Bei einer Chemotherapie kann das Haar ausfallen. Im Normalfall erholen sich die Haarzellen, wenn die Zellgifte den Körper verlassen haben oder schwächer werden.

Die Stärke der Zellgifte ist ausschlaggebend, ob der Patient Haare verliert und wie viele. Bei längeren Behandlungen mit Zytostatika können die herauswachsenden Haare dünner werden, da das Gift den natürlichen Zyklus des Nachwuchses stört oder auch den Haarausfall beschleunigt.

Wenn alle Haare den Kopf verlassen, bleiben sie weg, bis die Behandlung abgeschlossen ist. Dann nehmen die Haarzellen ihre Aktivität wieder auf und produzieren neue Haare.

Es kann dabei vorkommen, dass die neuen Haare lockig werden, auch wenn man vorher gerade Haare hatte, oder umgekehrt, dass lockige Haare gerade auswachsen.

Warum das so sein kann, beruht auf der Veränderung der Kopfhaut und auf der Lage des Haarfollikels (Haarkanal). Durch den Haarverlust wird das Gewicht auf der Haut geringer und die Haut verschiebt sich etwas. Dadurch verschiebt sich auch der Haarkanal, er kann rund, oval oder gerade werden, und das Haar wächst in einer anderen Form aus als gewohnt.

Diese Veränderung hält meistens so lange an, bis das gewohnte Gewicht wieder da ist und die Haut mit den Haarkanälen in die ursprüngliche Lage kommt.

Permanente Veränderungen sind jedoch bekannt.

*Apropos Veränderungen:*Bei einer Schwangerschaft ist bei vielen Frauen der Haarwuchs besser, die Haare sind voller, glänzender. Die Frisur sitzt besser und man verliert kaum noch Haare, wo man doch sonst täglich bis zu 150 Haare verlieren kann.

Was geschieht? Während der Monate der Schwangerschaft verändern sich die physischen Voraussetzungen. Hormone greifen ein und der Körper behält alles, was geht, für die werdende Mutter und die Entwicklung des neuen Lebens. Das gilt auch für den Haarzyklus, und Haare, die eigentlich alt genug sind, um auszugehen, bleiben erhalten während der Monate der Schwangerschaft.

Anders ist es dann wieder nach der Geburt. Da verlassen die gesammelten Haare so langsam die Haut, der Haarschwall fühlt sich weniger an und ist es auch. Dies ist meistens nur für eine gewisse Zeit, denn so langsam normalisiert sich der Haarwuchs.

Es gibt natürlich auch hier keine Regeln ohne Ausnahmen.

Bei Strahlenbehandlungen werden jedoch die Haarzellen meistens permanent zerstört, so dass mit bleibendem Haarverlust zu rechnen ist!

Als ***Autonomen Haarausfall*** bezeichnet man mit Stress zusammenhängende, traumatische Ursachen.

Es gibt davon verschiedene Arten von Haarausfall, benannt Alopecia!

*»**Androgenic Alopecia**«* ist der Begriff für genetisch bedingten Haarausfall.

Alopecia Areata (fleckenförmiger Haarausfall) ist ein mit Stress zusammenhängender Haarverlust, doch ist es schwer zu diagnostizieren, durch was exakt. Das Haar wächst meistens nach, innerhalb von einem Jahr, wenn die Ursache geklärt ist und gut rehabilitiert wird.

Alopecia Universalis heißt die Alopecia, die den permanenten Haarausfall des ganzen Kopfes verursacht.

Alopecia Totalis nennt man den totalen Haarausfall am ganzen Körper, meistens für immer!

Was sind weitere Ursachen bei Alopecia außer der androgenen?

Durch irgendeine Störung im Immunsystem glaubt selbiges, dass Haarzellen Aliens (Einträchter) sind, die bekämpft werden müssen. Andere Ursachen sind unbewusst selbst erstanden, durch einen Tic der Trichotillomanie oder Trichomanie genannt wird, wo durch ständiges Herausziehen der Haare an bestimmten Stellen kahle Flecken entstehen. Das kann an der Haarfront sein oder an anderen Teilen am Kopf.

Die Haare wachsen jedoch wieder nach, bis sie lang genug sind, um wieder herausgezogen zu werden, doch nur, wenn der Haarkanal (Follikel) nicht deformiert wird dadurch, oder Bakterien den Haarkanal angreifen.

Das Letztere kann leicht eintreffen, da der Haarkanal durch das Herausziehen der Haare offen steht, und wenn man gerade da irgendwo hingreift (zum Beispiel das Telefon, am Computer, die Zeitung und mehr) und dann mit den Fingern am Haarboden reibt, ohne diese vorher zu waschen.

Da man jedoch bei dieser Art von Tics alles unbewusst macht, denkt man nicht daran, das zu tun.

Weitere Fakten, die oft auch Haarausfall verursachen, sind: kräftige Schuppenbildung, Seborrhö, Ekzem, Psoriasis, Ringwurm, Schilddrüsenprobleme, und wie schon genannt, Bakterien (Infektion).

Wichtig! Vorsicht mit geschadeter Haut. Hygiene ist sehr wichtig,

Ein guter Rat: Wenn Probleme entstehen, was immer es auch ist, informiere dich und suche Hilfe. Bei Hautproblemen sind Dermatologen (Hautärzte) die Ansprechpartner!

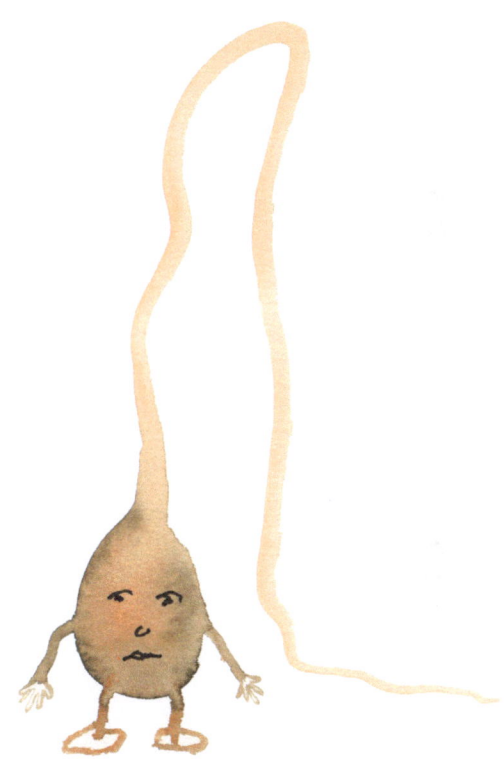

Die richtige Diät

Das, was wir essen oder zu uns nehmen an Nahrung, formt unseren Körper und soll dazu beitragen, dass Haare, Haut und Nägel wachsen und eine gute Struktur bekommen.

Wichtig ist auch der Schlaf. Gut ausgeruht zu sein, trägt zum Wohlbefinden bei!

Wir brauchen Mineralstoffe und Vitamine, damit unsere Organe und die Seele sich wohlfühlen. Mit Salz, Zucker und übermäßigem Konsum von Alkohol und animalischen Fetten sollte man sparsam sein. Das gilt auch für das Inhalieren von Tabakrauch. Diese Stoffe sind nicht das Beste für unsere Zellen und Organe.

Dagegen sind die Vitamine B, B2, B6 und B12 wichtig für das Wohlbefinden der Organe. Diese gibt es zu einem großen Teil in unseren Nahrungsmitteln.

Das nützliche Vitamin C dient zur besseren Beförderung der Nährstoffe zu den Organen und auch als Erfrischung für dieselben.

Die Vitamine A, D, E und K sind Pflegestoffe zur Leber, die sie dann verteilt an andere Organe, wichtig in der täglichen Diät.

Folsäure, Niacin, Pantothensäure und Biotin sind weitere notwendige Bestandteile in unserer Diät, sowie Selen, Kalzium, Jod, Phosphor, Zink, Magnesium, Kiesel und Eisen, damit alles in unserem Körper sich wohlfühlt. Vorsicht jedoch, nicht zu viel davon. Zum Beispiel durch extra Dosen in Tablettenform. Da sollte man sich mit dem Ernährungsberater absprechen.

Bei abwechslungsreicher Nahrung, mit Salaten, Gemüse, Fisch, Eiern, Fleisch (am besten Wild oder auch Geflügel), Vollkorn (zum Beispiel Haferflocken) und Früchten, bekommt man das meiste zu sich an Vitaminen, Mineralien und Balaststoffen (Aufbaustoffen)!

Vegetarier, besonders Veganer, sollten sich informieren, was eingenommen werden muss, um vollwertige Nahrung zu sich zu nehmen.

Für eine gute Gesundheit sollte man auch nicht zu viel essen, sich jedoch bewegen und Wasser trinken, damit alles gut durchgespült wird.

Mineralwasser ist da ein gutes alternativ zu Leitungswasser!

Bei Krankheiten kann es sein, dass eine extra Zufuhr an Mineralien und Vitaminen benötigt wird. Dabei hilft der behandelte Arzt, um die genaue Dosierung verschiedener Stoffe festzulegen.

Bei Blutverlusten durch kräftige Menstruation ist sicher eine extra Dosis von Eisen notwendig, doch erst nach dem Rat und der Verordnung des Doktors.

Hilfsmittel gegen Haarausfall

Um dem Haarausfall Widerstand zu bieten, muss man früh genug anfangen mit Maßnahmen. Da sollte man schon vor der Pubertät täglich mit Kopfhautmassagen beginnen, um die Haut elastisch zu halten und die Blutzufuhr in den feinen Blutadern (Kapillaren) zu fördern. Das sorgt für eine gute Ernährung der Zellen, und Abfallstoffe werden ausgespült. Man sollte sich die Massage zwei- bis dreimal täglich gönnen, um einen Effekt zu erzielen. Durch die Massage, die man mit den Fingerspitzen, der ganzen Hand, mal zwei Händen oder einer Massagebürste durchführen kann, erreicht man außer der Nützlichkeit für Haar und Kopfhaut ein wohltuendes Gefühl und verhindert, durch die elastische Haut, die sich fest um den Haarkanal schließt, das Eindringen von Schwermetallen und Schmutzpartikeln in den Haarschaft!

Haarbodenfreundliche kosmetische Produkte sind auch von großer Bedeutung für die tägliche Haarpflege, auch bei dem Gebrauch von Stylingprodukten sollte man aufpassen, dass nichts auf die Kopfhaut kommt und die Poren der Haut verstopft.

Die Haut muss atmen können, Schweiß und Talg (Fett) müssen eine freie Passage haben.

Die obengenannten Maßnahmen geben jedoch keine Garantie gegen später kommenden Haarausfall, denn das hat ja mit der Erbmasse zu tun, doch es kann durchaus möglich sein, dass dadurch das Ganze einige Jahre verzögert wird.

Ist man jedoch zu 100 % vom Erbe befallen, die Haare zu verlieren durch die Rezeptoren und Enzyme, bekommt man den vorausbestimmten Haarausfall.

Es zu probieren, ist es auf alle Fälle wert, denn in jungen Jahren ist es schwer zu diagnostizieren, wann und wie viele Haare man verliert, und kann man es verzögern dadurch, ist auch einiges gewonnen.

Propecia, Regain und andere sind sogenannte Bremsmedikamente, aufgebaut mit Zutaten, die Enzyme von den Rezeptoren (Erbmasse) blockieren sollen.

Das kann helfen, aber nur, wenn man einen leichteren genetischen Haarausfall hat, und ist im Prinzip ein Ewigkeitsproblem, denn wenn man die Präparate nicht mehr nimmt, verliert man die gewonnenen Haare langsam wieder.

Bevor Medikamente angewendet werden, immer einen Dermatologen befragen.

Es geschieht eine intensive Forschung, um den erblichen Haarausfall stoppen zu können und neue frische Haarzellen zu fördern!

Zum Beispiel ein Klonen der Haarzellen, und die geklonte Haarzelle weiterklonen am laufenden Band. Dazu verwendet man ein hautähnliches Material, das mit einer speziellen Nährlösung behandelt wird. Daraus kann dann eine Haarpapille werden mit Haarfollikel und allem. Auf diese Weise können vielleicht eine unbegrenzte Anzahl von neuen Haaren gezüchtet werden, die jedoch mit einer Methode ähnlich einer normalen Haartransplantation auf den Haarboden verpflanzt werden.

Andere Forschung auf dem Gebiet sind Medikamente, doch leider mit gemischtem Resultat bis jetzt.

Zu stark dürfen sie nicht sein, denn das kann bei Gebrauch über längere Zeit zu unerwünschten Nebenwirkungen führen, da alles, was wir einnehmen, in die Blutbahn kommt und dadurch zu allen Organen transportiert wird.

Es wird jedoch sehr viel Kapital in die Forschung investiert und früher oder später gibt es sicher das perfekte Produkt gegen Haarausfall.

In der Zwischenzeit werden wir uns begnügen müssen mit den Produkten aus den Apotheken für besseres volleres Haar, auch mit Haartransplantationen, Toupets und Perücken.

Künstliche Intelligenz gibt es auch schon in diesem Bereich, denn Sonys Techniker haben eine Perücke konstruiert (smart wig), mit einer Menge eingebauter Funktionen wie zum Beispiel dem Messen von Blutdruck, Gehirnfunktionen, Puls sowie mit GPS, WiFi, Präsentation von Power Points, Laserzeiger und so weiter. Das alles wird gesteuert durch einen Druck auf eine bestimmte Stelle an der Perücke.

Dadurch schlägt man zwei Fliegen mit einer Klappe, wenn benötigt bekommt man Haare und Technik.

Das alles soll funktionieren, erprobt von Sonys Technikern!
Quelle: Illustrierte Wissenschaft.

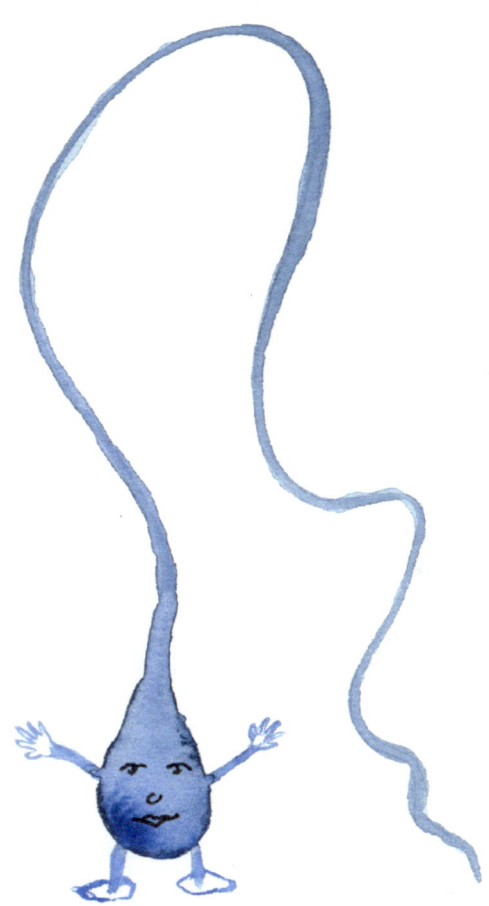

Hygiene:

Das, was ich bis jetzt geschrieben habe, dreht sich um Haare, Haarpflege, Haut, Tipps und Fakten. Das, was für mich wichtig ist (und das dürfte auch für jeden so sein), außer Qualität und Wohlbefinden, ist Hygiene.

Einen Haarschneideumhang an den Hals zu bekommen, ohne zuerst eine Halskrause um den Hals anzubringen, ist wohl nicht als hygienisch zu bezeichnen, wenn der Umhang bei jedem Kunden angewendet wird.

Ich selbst bin ein paar Mal beim Besuchen eines Friseurs so behandelt worden, einfach den Umhang um den Hals gelegt ohne Schutzpapier. Beim Protestieren hieß es: »Das machen wir immer so!« **Hygiene? Nein!**

Ungefähr dasselbe ist der Nackenpinsel, den Friseure verwenden, um die Haare beim Haareschneiden abzupinseln am Hals und im Gesicht. Meistens ist das nur ein Pinsel, der bei jedem Kunden verwendet wird, auch bei denen, die kleine Ausschläge haben an den obengenannten Stellen oder sogar bluten. **Hygiene? Nein!**

Da sollte man als Kunde um ein Stück Baumwolle bitten, um damit die losen Haare abzuwischen. Das sollte zum Standard in den Salons gehören, bei jedem Kunden ein neues Stück Baumwolle.

Haarbürsten und Kämme sollten auch nach jedem Kunden gereinigt werden, sowie die Kante des Waschbeckens, auf dem viele Hälse nacheinander liegen.

Man darf doch hoffen, dass gesunde Vernunft waltet und die Werkzeuge hin und wieder desinfiziert werden.

Friseure und Barbiere (was eigentlich dasselbe ist, wenn sie dasselbe anbieten)

dürfen kein klassisches Rasiermesser benutzen beim Rasieren, ohne dass das Messer vorher desinfiziert ist. Als Alternative benutzen sie ein Rasiermesser, wo die Klingen ausgetauscht werden vor jeder Rasur. Der übrige Teil des Messers sollte trotzdem immer gereinigt bzw. desinfiziert werden.

Haare, Haarpflege, Haut und Hautpflege, Frisurendesign, Kleider, Schuhe und Make-up sind persönliche Accessoires, die mit wenig Nachdenken Wohlbefinden, Harmonie und Komfort geben können! Nicht zu vergessen, Aussehen und Sicherheit!

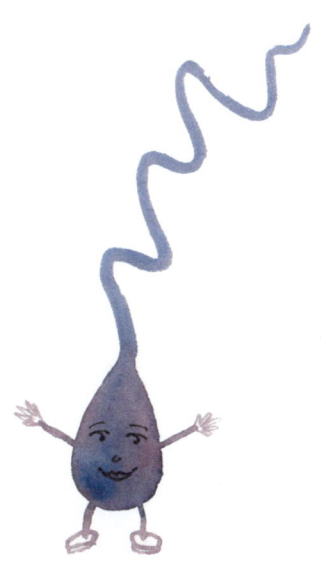

Tipps, wenn man es trotz allem eilig hat!

Da geht es ums Motto: Besser als nix!

Wenn man unter der Dusche steht und Balsam braucht für die Haare, um sie schonend auszukämmen, streiche das Wasser mit den Händen aus den Haaren und verteile etwas Balsam ins Haar und spüle es aus. Aus dem Balsam wird ein Spühlung, doch sind die Haare so leichter auszukämmen. Oft kann der verdünnte Balsam im Haar gelassen werden, einfach ausprobieren!

Es ist jedoch immer besser, wenn man sich die Zeit nimmt und unverdünnte Produkte anwendet. Haarkuren (Einpackungen) sind ein Muss hin und wieder, besser wöchentlich, damit kleinere Strukturschäden am Haar hilfreich repariert werden können.

Produkte!

Man hat so seine Favoriten für den täglichen Gebrauch, und das vielleicht jahrelang.

Für das Meiste funktionieren sie, wie sie sollen, man fühlt sich komfortabel.

Auf einmal fängt es irgendwo an zu jucken, auf der Kopfhaut oder am Körper.

Das kann passieren, wenn der Körper nach einiger Zeit auf irgendeinen Inhalt eines Produktes reagiert. Da ist es angebracht, mal eine andere Produktmarke auszuprobieren, bevor es zu anderen negativen Reaktionen kommt.

Es ist nie genau festzustellen, was schuld ist am negativen Reagieren, es kann das Produkt sein, der eigene Zustand oder längere extreme Wetterverhältnisse. Ohne einen Allergietest kaum möglich festzustellen.

Oft ist es jedoch genug mit einem Austausch der Inhalte durch ein anderes Produkt. **Probier es aus!**

Glatze

Haare sind nicht nur Schmuckstücke, sie geben auch ein kleines bisschen Schutz gegen Kälte, Wind und Sonne. Lichte Haare setzen die Kopfhaut stärker diesen Elementen aus. Um diesem entgegenzusteuern, sind Hautcremes, am besten mit Sonnenschutzfaktor, gegen Hautschäden auf die Kopfhaut aufzutragen. Gegen extreme Sonnenbestrahlung, Stürme und Kälte sind Kopfbedeckungen ein Muss, um Hautschäden zu vermeiden.

Wiederholung

Shampoonieren, Haarkur oder Balsam und Styling mit oder ohne Wärme

Denke daran, die Haare nach dem Shampoonieren immer gut auszuspülen und vorsichtig erst mal mit den Händen das Wasser auszudrücken, bevor man mit dem Handtuch dasselbe macht, also ausdrücken, nicht rubbeln (frottieren).

Eine Kur oder einen Balsam in die Haare auftragen und je nach den Inhaltsstoffen die Einwirkungszeit, die für die optimale Wirkung des Produktes notwendig ist, einhalten.

Danach ausspülen, mit demselben Verfahren wie nach dem Shampoonieren.

Die Haare sind dann glatter geworden und können leichter ausgekämmt werden.

Am besten fängt man damit an den Haarspitzen an und arbeitet sich hoch zum Ansatz zu. Bitte nicht zu sehr an den Haaren ziehen, weil die im feuchten Zustand empfindlicher sind und leicht Strukturschäden bekommen können.

Wenn die Haare gefönt werden sollen, nie mit einen heißen Luftstrahl, und wenn doch, nie ohne eine Wärmeschutzlotion im Haar und Abstand zur Kopfhaut halten. Am besten mit der Handoberfläche die Temperatur des Haartrockners prüfen.

Wird Volumen erwünscht, sind Stylinglotions, Mousse und Gel, die die Haare nicht schwerer machen, gute Hilfsmittel beim Stylen.

Feine Haare brauchen meistens weniger Stylingprodukte und Wärme als dicke, kräftige Haare.

Warum? Kräftige Haare können mehr Stoffe aufnehmen und absorbieren, feine Haare können zu schwer werden!

Sei besonders vorsichtig mit viel Wärme bei blondiertem Haar, auf Grund der vorher angewandten Chemie beim Blondieren oder Hellerfärben.

Im Extremfall könnte ein zu heißer Luftstrom feine blondierte Haare zusammenschmelzen! Die Rettung? Abschneiden!

Styling ohne Wärme

Nach der Reinigung und Pflegebehandlung (siehe oben):Beliebiges Stylingprodukt einfach ins Haar geben, mit den Fingern, Kamm oder Stylingbürste die Haare in die gewünschte Form stylen und trocknen lassen.

Wenn notwendig, nochmals leicht durchbürsten und mit einem wetterfesten Haarspray fixieren.

Bart

Einen Drei- bis Viertagebart kann man selbst mit einem Trimmer in einer bestimmten Länge halten.

Bei längerem Bart geht es mit Selbststylen natürlich auch, doch einfacher ist es, wenn ein Barbier oder bartkundiger Friseur das Stylen übernimmt und auch Rat gibt, was man an eventuellen Produkten benötigt, um den Bart so gepflegt und angenehm wie möglich zu tragen.

Haut und Haare

Etwas Gutes für die Haut ist es, ein Glas raumtemperiertes Wasser zu trinken vor dem Schlafengehen und morgens nach dem Aufwachen.

Während der Nacht verliert man Wasser, das muss ersetzt werden, damit alle Zellen gut arbeiten können.

Auch eine Gesichts- und Kopfhautmassage morgens und abends fördert die Blutzirkulation, hilft dadurch mit, die Haut elastisch zu halten, und gibt ein schönes Wohlbefinden! »Feel good!«

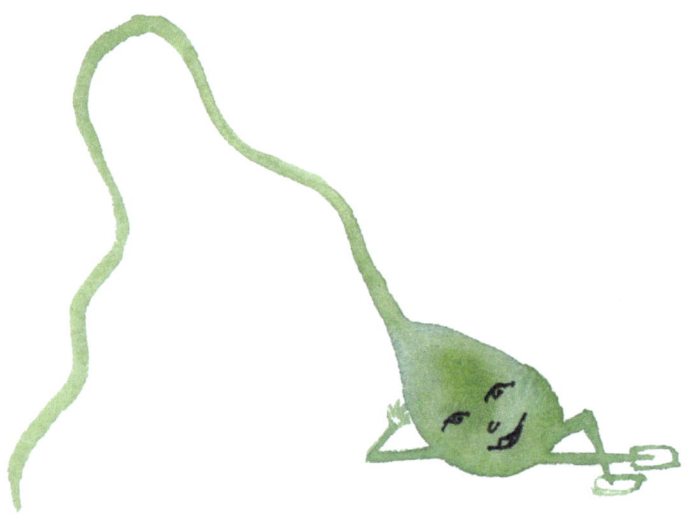

Herzlichen Dank!

Ein spezielles Dankeschön an meinen Illustrator Nina Qi Jonsson, Kunststudent in Neapel, Italien.

Ein Dankeschön an den leider verstorbenen Doktor Wolfgang Fiesler, damals als Forscher tätig bei der Firma Wella International, der mir einen tieferen Einblick in die Welt der Haare gegeben hat.

Vielen Dank an meinen guten, leider verstorbenen, Freund Bo Forslind, beitretender Professor in Physik am Karolinischen Institut in Stockholm, mit dem ich Fakten und Wissenschaft plaudern durfte.

Danke auch an Professor Nils Sjöstrand am Karolinska Institut in Stockholm, für die Hilfe mit dem einen oder anderen Fachbegriff.

Ein großes Dankeschön an die Firm Bergmann in Laupheim, Deutschland, für die Ausbildung in Pilologi (Wissen über Haut und Haare, das Geheimnis der essentiellen Öle und Haarersatz in allen denkbaren Formen).

Dankbar bin ich auch für die Zusammenarbeit mit der New Hair Clinic, einer Haartransplantationsklinik in Lund, Schweden, die mir die Möglichkeit gab, mein Wissen über den physischen und medizinischen Zustand von Haut und Haaren zu vertiefen und dadurch entscheiden zu können, wer die Möglichkeit einer Haartransplantation hat.

Speziellen Dank an meine Frau für ihre Geduld und Stütze während meines Schreibens.

Zum Schluss danke ich mir selber, weil ich neugierig war und immer noch neugierig bin, dauernd dazuzulernen, um zu wissen, wie die Haare und die Haut bestens gepflegt werden können und was es noch zu wissen gibt über Haut und Haare!

Schlusswort

Danke für das Interesse, mein kleines Buch »HaarFein« zu lesen!
Wenn du meinen Ratschlägen folgst, bekommst du mit der Zeit schönes, gepflegtes Haar, und das ist eigentlich die Meinung mit diesem Buch.

Mit besten Grüßen
Ulrich Dorwarth

PS: Im Buch werden einige Texte wiederholt, das geschieht mit Absicht, weil sie wichtig sind!

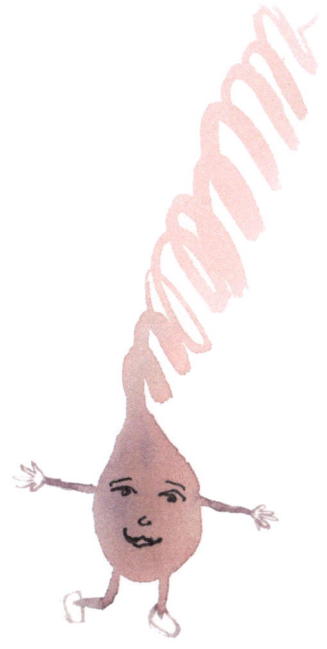

Sie bürstete ihr schönes, gut geschnittenes Haar und war sehr zufrieden mit ihrem Spiegelbild.
Sie dachte an die Jahre, bevor sie mein Buch gelesen hatte und als sie noch nicht richtig wusste, wie die Haare gepflegt werden sollten. Was für ein Unterschied!

Er betrachtete sich im Spiegel, und was er sah, gefiel ihm. Das war nicht immer so, erst nachdem er mein Buch gelesen hatte!

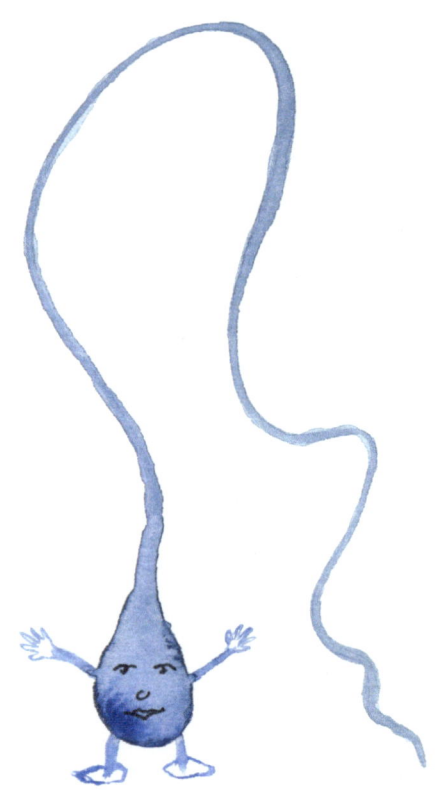